PRATHYUSHA KRISHNA
ZABIR BEGUM
HIDAYATULLAH SHAIK

MÃO-DE-OBRA DENTÁRIA DA ÍNDIA

PRATHYUSHA KRISHNA
ZABIR BEGUM
HIDAYATULLAH SHAIK

MÃO-DE-OBRA DENTÁRIA DA ÍNDIA

ScienciaScripts

Imprint

Cover image: www.ingimage.com

This book is a translation from the original published under ISBN 978-620-7-64791-0.

Publisher:
Sciencia Scripts
is a trademark of
Dodo Books Indian Ocean Ltd. and OmniScriptum S.R.L publishing group

120 High Road, East Finchley, London, N2 9ED, United Kingdom
Str. Armeneasca 28/1, office 1, Chisinau MD-2012, Republic of Moldova, Europe
Printed at: see last page
ISBN: 978-620-7-68083-2

RECONHECIMENTO

Estou muito grato a Deus e aos meus pais N. RADHA KRISHNA e N. SURYA KUMARI, à minha irmã N.S.S. ANUSHA, ao meu cunhado S. PHANI KUMAR e ao meu irmão P. RAJSEKHAR pelo seu apoio moral infalível e pelo seu encorajamento em todos os momentos da minha dissertação. Agradeço a todos os meus amigos e simpatizantes M. VENKATESHWARLU que me ajudaram direta ou indiretamente a concluir a minha dissertação com êxito.

Dr. NADAKUDITY SATYA SAI PRATHYUSHA

ÍNDICE

INTRODUÇÃO

A Índia tem diversas características étnicas, linguísticas, geográficas, religiosas e demográficas. É a primeira nação mais populosa do mundo, com 1,4 mil milhões de habitantes[1]. Num país densamente povoado como a Índia, onde mais de 70 por cento da população vive em zonas rurais, as necessidades dentárias também são terríveis. Este país é um exemplo perfeito da "lei dos cuidados inversos", em que as zonas rurais com um rácio dentista/população de 1:3,00,000 têm a maior procura de cuidados dentários em comparação com as zonas urbanas com um rácio dentista/população de 1:20,000. A utilização eficiente de cirurgiões-dentistas e auxiliares para facilitar os serviços dentários é a necessidade do momento[1].
Na Índia, a saúde é sobretudo uma questão de Estado e os diferentes Estados têm agendas diferentes em matéria de cuidados de saúde. O seu sistema de prestação de cuidados de saúde é constituído por estruturas de cuidados de saúde públicas e privadas. Os cuidados de saúde públicos foram organizados em cuidados de saúde primários prestados por centros de saúde primários, cuidados secundários por centros de saúde comunitários e cuidados terciários por hospitais de referência e de superespecialidade. Os cuidados dentários completos nem sempre estão disponíveis ao nível dos cuidados de saúde primários, nem ao nível secundário, mas sobretudo nos centros de cuidados terciários, ou seja, nas faculdades de medicina dentária e nos hospitais dentários multiespecializados. A maior parte dos estabelecimentos públicos de cuidados de saúde dentária estão mal equipados, têm pouco pessoal e os cuidados dentários não são uma prioridade nas dotações orçamentais; todos estes factores obrigam as pessoas a procurar cuidados dentários nos estabelecimentos privados[2] Existem cerca de 240 faculdades de medicina dentária no país, com cerca de 9000 professores, tanto no sector público como no privado[5].
Um licenciado em medicina dentária ocupa um lugar central no sistema de prestação de cuidados de saúde oral. O seu trabalho não é meramente curativo, mas tem de estar envolvido na prevenção das doenças orais. Durante a licenciatura, a sua formação é desequilibrada em relação aos aspectos curativos dos cuidados de saúde oral. O sector do ensino dentário na Índia oferece formação ao nível da licenciatura, da pós-graduação e do pós-doutoramento. O primeiro grau, BDS (Bachelor of Dental Surgery), inclui uma formação pré-graduada de 4 anos, seguida de um ano de estágio[5]. O currículo prescrito pelo Conselho de Medicina Dentária da Índia, um órgão estatutário constituído ao abrigo da Lei dos Dentistas de 1948, orienta a formação de base na maioria das principais áreas dos cuidados dentários e constitui o pré-requisito para a formação complementar em regime de residência. A formação pós-graduada inclui programas de residência de 3 anos, que culminam no MDS (Master of Dental Surgery). Além disso, existem cursos de diploma de 2 anos em formação pós-graduada[5]. O National Board of Examinations, uma organização autónoma criada pelo Governo da Índia, oferece um Diploma do National Board (DNB). Esta certificação é reconhecida como equivalente ao MDS e é oferecida em

hospitais seleccionados em todo o país[1]. Um auxiliar de dentista é uma pessoa a quem o dentista atribui responsabilidades para o ajudar a prestar cuidados dentários, mas que não possui um diploma de dentista[6].

Classificação da OMS

Auxiliares não operacionais:

1. Assistente de cirurgia dentária

2. Secretária dentária / rececionista

3. Técnico de laboratório dentário

4. Educador de saúde dentária

Auxiliares de exploração:

1. Enfermeiro dentista escolar

2. Terapeuta dentário

3. Higienista dentário

4. Auxiliares dentários de função alargada.

Um sistema de prestação de cuidados dentários é eficiente quando a sua estrutura, organização e desempenho satisfazem da melhor forma possível as necessidades dentárias da população que serve. Isto requer eficiência na produção, distribuição, consumo e financiamento dos serviços dentários [2].

As doenças dentárias constituem um encargo significativo para a saúde pública na Índia, com as cáries dentárias a afetar 60 a 65% e as doenças periodontais a afetar cerca de 50 a 90% da população em geral[5]. O principal objetivo da profissão de dentista deve ser a obtenção, por todas as pessoas, do mais elevado nível de saúde dentária. Esta abordagem exige um bom planeamento a nível nacional e uma utilização eficaz dos recursos a nível nacional[5].

.

DEFINIÇÕES

DENTIST: De acordo com o **Dental Council of India**, por dentista entende-se qualquer pessoa com um diploma de dentista registável (na Parte A ou na Parte B do Registo Estatal de Dentistas), quer ao abrigo de um registo prévio no Conselho, quer a quem tenha sido conferido um Bachelor of Dental Surgery (BDS) de qualquer universidade reconhecida pelo Conselho, sendo referido como Dentista ou Cirurgião Dentista[6].

AUXILIAR DE ODONTOLOGIA: O auxiliar de medicina dentária é uma pessoa encarregada por um dentista de ajudar o dentista a prestar cuidados dentários, mas que não possui um diploma de medicina dentária. As funções dos auxiliares dentários vão desde tarefas simples a procedimentos relativamente complexos que fazem parte do tratamento dos pacientes[3].

CLASSIFICAÇÃO POR QUEM [1967][3]:

1. auxiliares não operacionais:

A) CLÍNICO: É uma pessoa que auxilia o profissional (dentista) no seu trabalho clínico, mas não efectua qualquer procedimento independente na cavidade oral.

B) LABORATÓRIO: É a pessoa que assiste o profissional na execução de determinados procedimentos técnicos de laboratório.

2. Auxiliar de funcionamento:

Trata-se de uma pessoa que, não sendo um profissional, está autorizada a efetuar determinados procedimentos de tratamento na boca sob a direção e supervisão de um profissional

MEDICINA DENTÁRIA A QUATRO MÃOS[4]: O termo dentisteria a quatro mãos é dado à arte de sentar tanto o dentista como o assistente dentário de forma a que ambos estejam ao alcance da boca do doente[19].

Os dentistas que não esperam muito dos seus assistentes preferem formá-los no local de trabalho. Existem cursos de formação com duração de um ano a dois anos[4,6].

TERMINOLOGIAS

DENTURISTA: Termo aplicado aos técnicos de laboratório dentário autorizados a fabricar dentaduras diretamente para os pacientes sem prescrição de um dentista. Podem ser licenciados ou registados[6].

EDUCADOR DE SAÚDE DENTAL: é a pessoa que dá instruções sobre a prevenção de doenças dentárias e que pode também ser autorizada a aplicar agentes preventivos por via intra-oral[4].

ENFERMEIRO DENTAL ESCOLAR: trata-se de um auxiliar operacional autorizado a diagnosticar doenças dentárias e a planear e executar determinadas medidas preventivas e de tratamento especificadas, incluindo alguns procedimentos operatórios no tratamento de cáries dentárias e doenças periodontais em grupos definidos de pessoas, geralmente crianças em idade escolar6.

TÉCNICO DE LABORATÓRIO DENTÁRIO: O técnico de laboratório dentário é um auxiliar não operacional que cumpre as prescrições dadas pelos dentistas no que respeita à construção e reparação extra-orais de aparelhos orais e pontes[4].

TERAPEUTA DENTÁRIO: Trata-se de um auxiliar operacional, autorizado a executar a prescrição de um dentista supervisor e certas medidas preventivas e de tratamento especificadas, incluindo a preparação de cavidades e a restauração de dentes[4].

HIGIENISTA DENTÁRIO: um higienista dentário é um auxiliar operacional licenciado e registado para praticar a higiene dentária ao abrigo da legislação do estado, província, território ou nação em causa. O higienista trabalha sob a supervisão de dentistas[6].

ASSISTENTE DENTÁRIO CERTIFICADO: o curso de formação tem uma duração de 8 meses. O assistente foi instruído nas tarefas tradicionais de consultório. A única tarefa intra-oral era a exposição de radiografias[4].

ASSISTENTE DE CIRURGIA DENTAL: um auxiliar não operacional que assiste o dentista ou o higienista dentário no tratamento dos pacientes, mas que não está legalmente autorizado a tratar os pacientes de forma autónoma[4].

SECRETÁRIO/RECEPCIONISTA DENTÁRIO: trata-se de uma pessoa que assiste o dentista no seu trabalho de secretariado e nas tarefas de receção dos pacientes[4,6].

OBJECTIVOS

- Elucidar a mão de obra dentária da Índia.
- Dar a conhecer a situação atual da mão de obra dentária na Índia.

HISTÓRIA

Cerca de 3.700 anos antes de Cristo, os manuscritos egípcios referem-se a problemas dentários, por exemplo, "bolhas nas gengivas e ranger de dentes". No entanto, na continuidade do tempo, a medicina dentária existiu brevemente como uma vocação. Muitos atribuem este desenvolvimento a 1728, quando Pierre Fauchard publicou "LE CHIRURGIEN DENTISTE" e "OU TRAITE DES DENTS" num livro de dois volumes com mais de 800 páginas. Este foi o primeiro tratado completo de medicina dentária publicado no mundo ocidental. Permaneceu como um documento de referência durante mais de 100 anos. Durante mais de um século, não houve oportunidades de educação formal para aqueles que desejavam tornar-se dentistas. De acordo com Bremmer, GV Black, uma das figuras mais importantes da medicina dentária na metade do século XIX, teve uma educação formal que não excedeu 20 meses e a sua introdução à medicina dentária[32].

Em 1840, foi criada a primeira escola de medicina dentária do mundo na Faculdade de Cirurgia Dentária de Baltimore. Mais ou menos na mesma altura, surgiu a primeira revista profissional de medicina dentária do mundo, "The American Journal of Dental Sciences", bem como a primeira organização profissional nacional de medicina dentária, a American Society of Dental Surgeons. De facto, uma prestigiada universidade privada, Harvard, estabeleceu um departamento de medicina dentária em estreita associação com o departamento de medicina em 1867, pouco depois de 1870 foi introduzido o motor dentário que revolucionou a prática clínica da medicina dentária. Os novos aparelhos tornaram então possível preparar cavidades ou reduzir dentes para coroas a uma velocidade que antes era inimaginável. Estima-se que nos anos em torno da viragem do século foram criadas cerca de 150 escolas de medicina dentária e algumas com afiliações universitárias continuaram até ao presente. O primeiro censo em que os dentistas foram enumerados separadamente em 1850 mostrou que uma população de 23 milhões de pessoas era servida por 2.900 dentistas ou um para cada 8000 pessoas. O censo de 1900 identificou quase 30.000 dentistas ou um para cada 2.562 pessoas. Uma vez que a última escola proprietária foi convertida num fundo público em 1929, é lógico datar as raízes da medicina dentária "atual" nas duas décadas a partir de 1929. A principal caraterística deste período foi a batalha pela sobrevivência, primeiro com a grande depressão e depois com a II Guerra Mundial. O rendimento dos dentistas caiu vertiginosamente com o advento da depressão e a base económica da profissão foi abalada. A medicina dentária tornou-se em grande parte um serviço de emergência[32].

Durante os anos de 1950 a 1960, esta década foi um período de crescimento bastante rápido e foi também a base para um crescimento quase explosivo após 1960. De 1960 até à atualidade, ocorreram enormes mudanças na prática e no ensino da medicina dentária. A tecnologia da década de 1950 foi aperfeiçoada e a produtividade do consultório dentário aumentou, tanto pela utilização alargada de pessoal auxiliar. Parte da expansão dos auxiliares deveu-se à sua formação informal pelos dentistas no consultório dentário. Este aumento do número de pessoal formado no consultório foi acompanhado pela expansão das oportunidades de educação formal para higienistas dentários e assistentes dentários e pela experimentação das escolas de medicina dentária na formação de novos tipos de auxiliares.

No início dos anos 60, assistiu-se ao desenvolvimento do que se designou por departamentos de dentisteria comunitária ou social ou dentisteria ecológica. Os objectivos destes departamentos eram reunir o que Blackerdy chamou de órfãos circulares relacionados com os aspectos não clínicos do desempenho do dentista. Entre as áreas de ensino frequentemente incluídas estavam a história da medicina dentária, a medicina dentária preventiva, a saúde pública dentária, a epidemiologia, a bioestatística, a prestação de cuidados de saúde, a ética e a jurisprudência, e a gestão da prática clínica. Um desenvolvimento paralelo tem sido o recrutamento de aspectos comportamentais dos cuidados ao doente. Frequentemente, estes membros do corpo docente estão baseados em departamentos de medicina dentária comunitária. A ajuda veio quando a Lei de Assistência Educacional aos Profissionais de Saúde foi aprovada no ano de 1963, autorizando fundos federais para a construção e ajuda aos estudantes. Em 1905, Fones treinou a Sra. Irene Newman nos procedimentos de profilaxia dentária. Em 1906, ela estava a trabalhar no consultório do Dr. Fone e tornou-se a HIGIENISTA DENTAL DE FRENTE. O Dr. Fone é considerado o pai da higiene dentária. É-lhe frequentemente atribuída a criação da primeira escola de formação de higienistas dentários em novembro de 1913. Além disso, os dentistas escasseavam durante a Primeira Guerra Mundial (1914-18), e o tratamento de crianças pequenas não era aceite como uma área de prática dentária nessa altura. o esquema de enfermeiras dentárias foi estabelecido em Wellington, na Nova Zelândia, em 1921, devido à extensa doença dentária encontrada nos recrutas do exército durante a Primeira Guerra Mundial. As enfermeiras dentárias trabalham predominantemente no serviço escolar assalariado e devem prestar cuidados a crianças com cerca de 6 meses de idade. A formação dos terapeutas dentários tem uma duração aproximada de dois anos e inclui procedimentos reversíveis e irreversíveis.

Em 1885, o Dr. C. Edmund Kells, de Nova Orleães (EUA), contratou mulheres como ASSISTENTES DE CIRURGIA DENTAL, para que as senhoras que necessitavam de tratamento dentário nessa altura se sentissem à vontade. Durante a Segunda Guerra Mundial, estas ajudantes receberam formação para trabalharem ao lado da cadeira. Houve uma mudança acentuada durante os anos 60 com o advento da medicina dentária a quatro mãos e sentada[32].

A história da mão de obra no cenário indiano

Escrituras antigas como os Vedas, Puranas, inscrições, pinturas e a nossa antiga literatura médica provam que os nossos antigos videntes conheciam um conhecimento sistémico da preservação dos dentes naturais num estado saudável.

A medicina dentária era parte integrante da ciência médica. Sushruta, o antigo sábio indiano, é universalmente reconhecido como o primeiro anatomista dentário do mundo. Ensinou cientificamente a medicina dentária em Kashi, por volta de 600 a.C. Ele e os seus colegas, familiarizados com a anestesia e a recuperação indígenas, tinham inventado vários instrumentos cirúrgicos. Depois de Sushruta, sabe-se que a ciência da medicina dentária foi ensinada nas universidades de Taxilla e Nalanda. Nestas famosas sedes de ensino, os estudantes costumavam vir de várias partes da Ásia. Estas famosas instituições tinham uma disciplina académica rigorosa. Os estudantes dedicavam o seu tempo a dominar a área selecionada. Infelizmente, estas universidades não sobreviveram muito tempo. A Universidade de Taxilla foi destruída pelos hunos algures entre 450-500 d.C., e a de Nalanada foi incendiada por Bhakhtyae Khiliji em 1203 d.C.[33]. No entanto, só em 1920 é que foi introduzido um curso de Medicina Dentária como uma das disciplinas da faculdade de medicina. Durante todo o século XIX, não se registou qualquer desenvolvimento neste domínio. O ano de 1920 permanecerá como o primeiro marco no nosso progresso na educação dentária como um ramo separado da ciência médica. Nesse ano, a primeira faculdade de medicina dentária autónoma de pleno direito foi fundada em Calcutá pelo falecido Padma Bhushan Dr. Rafiuddin Ahmed, o Grande Velho da Medicina Dentária e justamente chamado o Pai do Ensino da Medicina Dentária na Índia. A primeira faculdade de medicina dentária foi fundada em Calcutá em 1920 pelo Dr. R. Ahmed. A faculdade começou com um curso de diploma de um ano (L.D.Sc) e, em 1922, a duração do curso foi aumentada para dois anos. Em 1936-37, a referida faculdade foi afiliada à faculdade de medicina estatal do governo de Bengala e a duração dos cursos foi então aumentada para quatro anos para o curso de diploma de L.D.Sc. Foi afiliada à Universidade de Calcutá apenas em 1953 para os cursos conducentes ao grau de B.D.S. O colégio era propriedade do Dr. R. Ahmed e foi entregue ao governo de Bengala Ocidental em 1949. Após a morte do Dr. R. Ahmed, passou a chamar-se "Ahmed Dental College and Hospital". Em 1933, o Bai Yamunabai. L Nair Hospital Dental College foi iniciado com um curso de um ano para licenciados e diplomados em medicina e o curso seguinte de dois anos para matriculados. No ano seguinte, o curso foi aumentado para 3 anos e, no ano seguinte, para 4 anos, o que conduziu ao diploma de L.D.Sc. Os exames foram efectuados pelo conselho Nair. Em 1946, o colégio foi adquirido pela Corporação Municipal de Bombaim, que se afiliou em 1954 para o curso de licenciatura em B.D.S. O colégio está também a dar formação para os cursos de pós-graduação (MDS) em sete especialidades de medicina dentária. O comité Bhor aprofundou bastante o assunto e fez várias recomendações, entre as quais se destacam as que se resumem aqui[33]:

Previsão dos três tipos de pessoal dentário:

1. Cirurgião-dentista

2. Higienista dentário

3. Mecânico dentário

Deveriam ser criadas 25 faculdades de medicina dentária com 100 admissões em cada faculdade e com capacidade para formar 100 higienistas dentários e o número necessário de mecânicos dentários. Nos termos da lei, o Dental Council of India foi criado em 12 de abril de 1949 por uma notificação especial emitida pelo Governo da Índia. O Dental Council of India, com a aprovação prévia do governo central, tem poderes para estabelecer regulamentos e currículos para os vários cursos de medicina dentária, tais como MDS, BDS, higienistas dentários e mecânicos dentários, e para assegurar a uniformidade e manter os padrões do ensino dentário no país[33].

REVISÃO DA LITERATURA

1. **Laura Baltutis e Michael Morgan[7] (1998)** analisaram a gestão da cárie dentária e da doença periodontal, que tem sido o principal objetivo dos dentistas e auxiliares dentários no século XX7. Apesar das barreiras sentidas por alguns dentistas ao aumento da utilização de auxiliares, os inquéritos indicam uma tendência de aumento do número de dentistas dispostos a empregá-los no contexto da prática privada. Muitos consideram os auxiliares, tais como os higienistas, como construtores de práticas que não só aumentam a motivação dos pacientes, mas também prestam um serviço valioso na área do aconselhamento dietético, da cessação do tabagismo e da instrução sobre higiene oral e concluíram que a profissão dentária deve esforçar-se por se tornar líder, e não seguidora, na prestação de cuidados de saúde primários7. Quando isso acontecer, a medicina dentária pode avançar com confiança, em parceria com as outras esferas da medicina.

2. **Micheal. A et..al.,(1998)[11]** realizou o Dental Auxiliaries Project e examinou o impacto da delegação de funções alargadas a assistentes dentários e higienistas dentários em 126 consultórios dentários privados. Factores como a disponibilidade de auxiliares com competências adequadas, as atitudes e competências de gestão dos dentistas, o aumento dos custos, a baixa frequência com que muitas tarefas são executadas e um fluxo adequado de doentes podem atuar como um limite natural à delegação. Não se deve partir do princípio de que a redução das restrições legais à delegação de competências produzirá uma mudança dramática nos resultados do sistema de prestação de cuidados de saúde dentária. Uma vez que o higienista é o auxiliar com mais formação, seria de esperar que as tarefas mais complexas fossem delegadas no higienista com mais frequência do que as tarefas mais simples11.

3. **J. J. Murray (2002)[8]** : em junho de 2000, foi analisada a necessidade de melhorar as oportunidades de emprego para as mulheres dentistas no Serviço Nacional de Saúde (NHS) em Inglaterra. Dame Margaret Seward levou a cabo a revisão, que foi publicada em setembro de 2001. A revisão foi considerada necessária por quatro razões principais. Em primeiro lugar, o planeamento da mão de obra, uma vez que, atualmente, mais de 50% dos novos alunos que ingressam nos cursos de licenciatura em medicina dentária no Reino Unido são mulheres e, até 2020, mais de 50% de todos os dentistas em exercício serão mulheres. Em segundo lugar, há provas de que 50% das mulheres que trabalham em medicina dentária não trabalham mais de dois dias por semana para o NHS. Em terceiro lugar, a maioria das mulheres trabalha como associadas na clínica dentária geral (GDP) ou no serviço dentário comunitário (CDS). Por último, a perceção é de que as mulheres têm dificuldade em regressar à medicina dentária depois de uma interrupção na carreira e concluiu que os padrões de carreira e as aspirações de emprego estão a mudar; questões como as interrupções de carreira, o trabalho a tempo parcial, as

pressões financeiras, o stress, o desenvolvimento profissional contínuo e a satisfação com a carreira não são específicas de cada género8.

4. M Silva et...al..., (2006)[10] O objetivo do estudo é O recrutamento e a retenção de dentistas no sector público e nas zonas rurais de Vitória têm-se tornado cada vez mais difíceis nos últimos anos. Os factores mais importantes para a escolha de trabalhar no sector privado foram a obtenção de uma vasta gama de experiência clínica, a oportunidade de se familiarizar com a gestão da clínica e a prestação de cuidados contínuos. Concluíram que uma grande proporção de recém-licenciados em medicina dentária optou inicialmente por trabalhar no sector público e nas zonas rurais após a licenciatura, principalmente como forma de consolidar as suas competências clínicas. No entanto, a retenção de dentistas em ambas as áreas parece ser um problema, com menos de 10% dos licenciados de 2000-2001 ainda a trabalhar no sector público e apenas 20% dos licenciados de 2000-2001 ainda a trabalhar nas zonas rurais10.

5. **J. E. Gallagher et..al., (2010)**[13] realizaram uma investigação que visava explorar a combinação de competências necessárias da equipa de medicina dentária para satisfazer as necessidades e a procura futuras dos idosos que existe uma necessidade urgente de considerar a combinação de competências da equipa de medicina dentária para satisfazer as necessidades e as exigências de saúde oral da população em geral e dos idosos em particular. medida que as pessoas vivem mais tempo e conservam os seus dentes, haverá uma mudança progressiva tanto no volume e no tipo de cuidados dentários necessários como na procura de cuidados. A modelação da investigação operacional oferece a oportunidade de examinar e testar cenários futuros para os cuidados do Serviço Nacional de Saúde (SNS) e indica que, até 2028, haverá um aumento da procura de cuidados entre os idosos de mais de 80%, para quase 8,8 milhões de horas; no entanto, concluiu-se que o modelo sugere que, com o alargamento da combinação de competências, os profissionais de cuidados dentários podem desempenhar um papel importante na criação de capacidade de cuidados dentários para os idosos no futuro. São discutidas as implicações para a política de saúde, os organismos profissionais e o trabalho em equipa dos dentistas13.

6. Hanny Calache, Matthew S. Hopcraft (2011)[14] conduziram essa investigação com o objetivo de relatar os resultados de um programa educativo de transição concebido para fornecer aos terapeutas dentários com formação universitária os conhecimentos e competências adequados necessários para lhes permitir traduzir o seu âmbito clínico atual de prática para pacientes adultos com mais de 26 anos. Dez terapeutas dentários concluíram um programa educacional aprovado pelo Dental Practice Board of Victoria como piloto. O feedback dos pacientes e dos dentistas supervisores e de apoio foi fornecido durante o projeto e concluiu que O feedback dos pacientes e dos dentistas indicou que, após a conclusão de um programa educativo de transição, os terapeutas dentários com formação universitária eram capazes de desenvolver os conhecimentos e as competências necessários para tratar pacientes adultos com mais de 26 anos sem a prescrição ou supervisão de um dentista. Permitir que os terapeutas dentários tratem pacientes adultos pode ter um papel a desempenhar na melhoria do acesso aos cuidados dentários para populações carenciadas14.

7. **Abhinav Singh e Bharathi M. Purohit (2013)**[16] analisaram as -Addressing oral health disparities, inequity in access, and workforce issues in a developing country. Os desafios do sector da saúde na Índia, tal como noutros países de baixo e médio rendimento, são formidáveis. A Índia tem quase um terço das escolas de medicina dentária do mundo. Existem disparidades entre o estado da saúde oral nas zonas urbanas e rurais16 . O atual sistema desigual de prática essencialmente privada, dirigido a uma minoria da população e baseado em serviços reparadores, tem de ser modificado. É necessário ter em conta a rápida evolução do perfil demográfico e as suas implicações ao planear a futura mão de obra no domínio dos cuidados de saúde oral. O sector dentário nos países em desenvolvimento tem um enorme potencial. Com uma maior sensibilização e o aumento dos rendimentos disponíveis, é provável que se verifique um aumento da procura de cuidados dentários, concluindo-se que a indústria dentária nos países em desenvolvimento tem um enorme potencial. O número de escolas de medicina dentária e a vasta mão de obra criada com a ajuda de uma política saudável podem criar um ambiente ideal que não só ajuda a melhorar o estado de saúde oral do país, mas também o coloca entre os líderes do sector dos cuidados de saúde.

8. **Ashish K. Jaiswal, Et..al.,(2014)**[17] analisou as tendências de mudança na produção de mão de obra no sector dentário na Índia desde 1920 e a sua evolução até à data. As bases de dados consultadas foram as fornecidas pelo Central Bureau of Health Intelligence, o Dental Council of India e o Ministério da Saúde e do Bem-Estar Familiar. afirmaram que o ensino da medicina dentária foi formalmente estabelecido em 1920, quando foi criada a primeira faculdade de medicina dentária. Os dados actuais revelam que existem 301 faculdades em todo o país que concedem diplomas em medicina dentária, com um total de 25 270 vagas para estudantes oferecidas anualmente. Tanto a distribuição das faculdades de medicina dentária como a dos dentistas varia entre as regiões do país, com a maior maioria nas áreas urbanas, resultando numa cobertura limitada nas regiões rurais, e concluiu que o cenário atual indica que há uma falta de planeamento sistemático na atribuição e desenvolvimento de faculdades de medicina dentária na Índia17.

9. **Kristina L Wanyonyi et..al.,(2014)**[18] conduziram a investigação Skill mix: a cross-sectional analysis of delegation practices between dental and dental hygiene-therapy students involved in team training in the South of England. O presente estudo examina os padrões de delegação por parte de estudantes de medicina dentária a estudantes de higiene dentária e terapia dentária que treinam em conjunto. Foi extraída uma amostra retrospetiva de dados de pacientes (n = 2.063) para investigar a relação entre a delegação e o grupo etário do paciente, o sexo, o

estatuto de fumador, o estatuto de isenção de pagamento e a privação social, tendo-se concluído que Os resultados sugerem que a delegação de cuidados a estudantes de DHT que se formam em equipa com estudantes de medicina dentária envolveu uma experiência significativamente maior no tratamento de crianças e adultos fumadores e na prestação de cuidados preventivos em vez de invasivos neste contexto educativo e de cuidados primários integrados18. As implicações para a sua contribuição para a medicina dentária e para a equipa de medicina dentária são discutidas, juntamente com recomendações para o registo de dados dos cuidados primários.

10. **Deepak Ranjan Dalai et..al.,(2014)**[19] reviu Four-Handed Dentistry: An Indispensable Part for Efficient Clinical Practice que a medicina dentária está integrada com uma vasta quantidade de tecnologia mais recente. No entanto, a pressão sobre a equipa dentária continua a ser a mesma. Para facilitar a segurança, a fluidez e os procedimentos mais convenientes, é necessário modificar o conceito de medicina dentária a quatro mãos, que deve ser implementado na prática clínica. É necessário melhorar o conhecimento sobre o mesmo nos jovens dentistas para melhorar a ergonomia. A coordenação entre o dentista e a equipa assistente é o fator chave para conseguir uma boa prática e esterilização e também para conservar o tempo durante o procedimento. Todos estes aspectos específicos podem ser alcançados através da incorporação e melhoria da medicina dentária a quatro mãos na prática, para que os jovens profissionais de medicina dentária e os clínicos se familiarizem com os conceitos da medicina dentária a quatro mãos. Foi demonstrado um aumento na produtividade, que varia entre 33% e 75%. É necessário transmitir conhecimentos práticos e teóricos aos assistentes de cadeira para tornar a medicina dentária a quatro mãos mais eficaz19.

11. **Sudhakar Vundavalli (2014)**[1] pesquisou sobre o planeamento da mão de obra dentária na Índia: cenário atual e projecções futuras para o ano 2020 que a Índia continua a mostrar um aumento anual do número de dentistas e, por conseguinte, a tendência para um aumento da mão de obra dentária parece provável que continue, juntamente com problemas de emprego para os dentistas que a produção de dentistas qualificados aumentou substancialmente ao longo da última década e, atualmente, mais de 117 825 dentistas trabalham na Índia. Embora a Índia tenha um rácio dentista/população de 1:10.271, os dentistas recém-formados têm dificuldade em sobreviver no sector privado. Atualmente, menos de cerca de 5% dos dentistas licenciados trabalham no sector público e concluíram que os cuidados de saúde oral continuam a ser subutilizados e a não estar disponíveis para grande parte da população rural. A resolução de todos estes problemas exigirá decisores públicos informados e políticas públicas baseadas nos melhores dados científicos disponíveis e num planeamento adequado dos recursos humanos.

12. **Mythri Halappa et..al.,(2014)**[20] reviewd on SWOT Analysis of the dental Health Workforce in India: A Dental alarm dental health workforce distribution, identified inequalities in dental health-workers provision, and reported the impact of this mal-

distribution in India. Na Índia, existem 0,088% de profissionais de saúde dentária por 1000 habitantes. Existem desigualdades na distribuição de dentistas na Índia. Certos Estados estão a sofrer uma escassez aguda de pessoal de saúde dentária, ao passo que certas cidades estão repletas de dentistas, como Karnataka, Maharashtra e Tamil Nadu, que são os Estados com maior concentração, e Jharkhand, Rajasthan e Uttaranchal, que são os menos concentrados.

13. **Vatsul Sharma, Nidhi Gupta, N.C. Rao (2014)**[21] realizaram um estudo sobre a perceção de servir a população rural entre os estagiários das faculdades de medicina dentária de Haryana. Com o aumento de várias faculdades de medicina dentária na Índia, também se registou uma melhoria no rácio dentista/população. No entanto, continua a existir uma grande disparidade no rácio dentista/população nas zonas rurais e urbanas. A menor concorrência na fixação (46,45%) foi o principal fator para a vontade, e a prioridade para a pós-graduação (45,01%) foi o principal fator para a relutância. Não se observou qualquer diferença significativa (p=0,365) na perceção dos jovens dentistas em relação a servir a população rural ou urbana e concluiu-se que as estatísticas actuais não reflectem um rácio dentista/população satisfatório nas áreas rurais, tendo-se verificado que as atitudes dos estudantes de medicina dentária em relação à prática em áreas rurais eram boas[21].

14. **Namrata Dagli, Rushabh Dagli (2015)**[22] A proliferação de faculdades de medicina dentária nos últimos anos na Índia conduziu ao desemprego entre os dentistas indianos[23]. Em 1966, foi criada a primeira faculdade de medicina dentária no sector privado. Antes disso, todas as faculdades de medicina dentária na Índia eram apoiadas pelo Estado. Atualmente, existem 310 faculdades de medicina dentária no país, das quais 292 são privadas e apenas 40 são geridas pelo governo. Consequentemente, todos os anos saem milhares de dentistas com muito poucas perspectivas de emprego e, em 2004, o rácio dentista-população na Índia era de 1:30.000. Em 2004, o rácio dentista-população na Índia era de 1:30.000. No ano de 2004, a Índia tinha um dentista por cada 10.000 pessoas nas zonas urbanas e um dentista por cada 2,5 lakh de pessoas nas zonas rurais, e concluiu que a diminuição dos rendimentos prejudicará ainda mais a qualidade dos futuros dentistas, uma vez que os bons alunos evitarão escolher a medicina dentária como profissão. Chegou o momento de controlar o excesso de oferta de mão de obra no sector dentário. Se a situação atual se mantiver, haverá um excesso de oferta de mais de 1 lakh de dentistas até ao ano 2020[22]. A existência de estatísticas exactas será útil para o planeamento adequado da mão de obra dentária.

15. **Manu Raj Mathur et. al.,(2015)**[23] analisaram o tema Addressing Inequalities in Oral Health in India: need for skill mix in the dental workforce e afirmaram que existem três questões principais que a medicina dentária enfrenta na era moderna. Em primeiro lugar, como retificar o desequilíbrio geográfico amplamente reconhecido na procura e oferta de pessoal dentário; em segundo lugar, como proporcionar

acesso a cuidados dentários primários a um número máximo de pessoas; e, em terceiro lugar, como alcançar ambos os objectivos dentro das restrições financeiras impostas pelos governos central e estatal. As profissões são complementares da medicina dentária e são eficazes na redução das desigualdades em matéria de saúde oral, melhorando o acesso e divulgando as mensagens de promoção da saúde em todo o espetro da hierarquia socioeconómica em vários estudos realizados a nível mundial e concluíram que é urgentemente necessária na Índia uma combinação adequada de competências para realizar um trabalho mais preventivo e terapêutico e um aumento do número de auxiliares de medicina dentária, a fim de prestar cuidados mais adequados e rentáveis a todos os subgrupos da população indiana23

16. **Connie Kracher et..al.,(2017)**[25] analisaram a evolução da profissão de assistente dentário, descreveram o papel do assistente dentário no sistema de prestação de cuidados dentários, avaliaram a estrutura educativa da profissão de assistente dentário e projectaram factores susceptíveis de influenciar o futuro papel do assistente dentário. É apresentada uma panorâmica da mão de obra e dos parâmetros de emprego, com uma descrição do âmbito alargado da prática, da educação e das opções de licenciamento. Para fazer face ao aumento previsto da procura e das responsabilidades dos assistentes dentários, serão necessárias revisões curriculares para preparar a implementação de modelos de cuidados interprofissionais nos quais os assistentes dentários desempenharão um papel vital. Uma vez que a proteção do público é da maior importância na profissão de dentista, este clínico dentário em evolução deve ser formalmente instruído em todos os aspectos da prática clínica e ser autorizado a prestar cuidados delegados aos doentes, conforme legalmente permitido pelos seus estados.

17.Viswa Chaitanya Chandu, Srinivas Pachava, Viswanath V (2017)[26] Revisão das estratégias para melhorar a acessibilidade aos serviços de cuidados de saúde oral nas zonas rurais da Índia: An Insight A distribuição desigual dos serviços de cuidados de saúde oral, juntamente com as fracas infra-estruturas de cuidados de saúde oral nos sistemas de saúde pública indianos, resultou no mau estado de saúde oral da população rural. Embora seja inegável que a sensibilização para a importância da saúde oral é fraca nas zonas rurais em comparação com as suas congéneres urbanas, a responsabilidade da fraternidade dentária na Índia, em colaboração com os governos estatal e central, é educar a população rural sobre a importância da saúde oral para levar uma vida de qualidade e também sobre o impacto da saúde oral na saúde geral de um indivíduo e concluiu que precisamos de ter um sistema de saúde pública forte antes de garantir um acesso equitativo aos cidadãos deste país. A doutrinação da atitude de serviço entre os estudantes de medicina dentária deve ser adoptada por todas as instituições de medicina dentária para os fazer discernir que é da responsabilidade de cada profissional de saúde oral26.

18. **Kasthuripriya D. N. Shrienitha(2023)**[29] analisou o poder do homem dentário e a sua tendência atual. A Índia é o sétimo maior país do mundo, com uma população de 1,2 mil milhões de habitantes. As doenças dentárias constituem um encargo significativo para a saúde pública na Índia, com a cárie dentária a afetar 60-65% da população em geral. Atualmente, o rácio da população de dentistas melhorou significativamente nos últimos cinco anos, e concluiu que é necessário um sistema nacional organizado de planeamento de recursos humanos para garantir uma atribuição consistente de mão de obra e fornecer aos decisores políticos orientações futuras. É necessária uma orientação adequada para o desenvolvimento de um sistema de cuidados de saúde eficaz, com uma comunicação apropriada e uma força de trabalho bem organizada, o que é essencial para um país em desenvolvimento29.

DISCUSSÃO

EFEITO DA SAÚDE ORAL NA SAÚDE GERAL

A força de trabalho está ligada a um sistema de cuidados de saúde. Os sistemas de cuidados de saúde dependem não só das infra-estruturas e dos recursos, mas também da disponibilidade de recursos humanos qualificados. Existem diferenças significativas no tipo de profissionais que prestam serviços de promoção, prevenção e curativos de saúde oral14 . Os factores relacionados com a geografia, a qualidade, a formação, o apoio, a remuneração e a carga de trabalho influenciam o recrutamento e a retenção do pessoal clínico. A saúde oral e o bem-estar geral são indissociáveis. As infecções orais podem afetar outros órgãos do corpo. As doenças oro-dentárias estão a emergir como problemas consideráveis de saúde pública na Índia5. Os problemas orais não só causam dor, agonia e problemas funcionais e estéticos, como também levam à perda de horas de trabalho. Os estudos que investigam a associação entre a doença periodontal e outros problemas de saúde, bem como a tecnologia médica e dentária avançada, alargaram consideravelmente a nossa compreensão de vários processos de doença. Durante os últimos 60 anos de independência, as ciências médicas fizeram enormes progressos no combate à maioria das doenças transmissíveis e não transmissíveis; no entanto, os cuidados de saúde oral têm sido negligenciados. De acordo com a Organização Mundial de Saúde, as doenças orais, como a cárie dentária, a periodontite e os cancros da boca e da faringe, são problemas de saúde globais, tanto nos países industrializados como nos países em desenvolvimento, especialmente nas comunidades mais pobres. Estima-se que 5 mil milhões de pessoas em todo o mundo sofram de cáries dentárias. Apesar de uma baixa taxa de mortalidade associada às doenças dentárias, estas doenças têm um impacto considerável na autoestima, na capacidade de alimentação, na nutrição e na saúde ao longo da vida das pessoas.

SISTEMA DE CUIDADOS DE SAÚDE ORAL NA ÍNDIA

Os cuidados de saúde oral na Índia são prestados principalmente pelos seguintes estabelecimentos: A maioria dos serviços dentários na Índia é prestada por dentistas privados, seguidos por organizações não governamentais34.

1. Organizações governamentais

- Faculdades de Medicina Dentária do Governo
- Faculdade de Medicina e Hospital do Governo.
- Hospitais distritais com unidade dentária
- centros de saúde comunitários
- centros de cuidados de saúde primários

2. Organizações não governamentais.

- Faculdades privadas de medicina dentária
- Faculdade de medicina e hospital privados
- Hospitais de empresas/multiespecialidades com unidades dentárias.

3. Médicos privados

- Médicos dentistas privados
- Clínicas dentárias privadas
- Policlínica

4. Sistema de medicina indígena.

- Ayurveda
- Sidda
- Unani
- Homeopatia

Necessidade de planificação da mão de obra

Nos países em desenvolvimento, como a Índia, as directrizes de promoção da saúde oral demonstram formas de alargar os recursos para satisfazer uma base mais ampla de necessidades. Os cuidados de saúde oral são praticamente inexistentes nas zonas rurais da maioria dos países em desenvolvimento, onde vive mais de 80 por cento da população3. Recentemente, foram iniciados programas comunitários de saúde oral em alguns países para colmatar esta lacuna. Estes programas dão mais ênfase à promoção da saúde oral e à prevenção das doenças orais do que ao tratamento das suas consequências. A situação atual caracteriza-se por enormes necessidades de tratamento não satisfeitas, uma desigualdade notória nos sistemas de prestação de cuidados e a ausência de um sistema de prevenção adequado orientado para a comunidade. As pessoas nos países em desenvolvimento são afectadas por um número significativo de doenças orais, que são ainda mais agravadas pela pobreza, pelas más condições de vida, pela falta de sensibilização para as questões dentárias e pela ausência de políticas e de financiamento adequados para prestar cuidados básicos de saúde oral. Na sequência da evolução das culturas e dos estilos de vida, estão a surgir novas doenças dentárias. Embora os futuros padrões de doença e a eficácia dos futuros tratamentos sejam difíceis de prever, é provável que a procura de cuidados dentários aumente[9,14]. Os factores da oferta e da procura de serviços dentários estão a mudar, o que torna ainda mais importante o planeamento da mão de obra para evitar futuras carências ou excedentes previstos. Numa sociedade que aumenta constantemente o seu consumo de serviços de saúde, é necessário um aumento correspondente da mão de obra. São discutidas as seguintes questões relativas a um planeamento eficaz da força de trabalho[9]:

1) promoção e prevenção da saúde oral,
2) migração da mão de obra no sector dentário,
3) reforma do atual currículo dentário, e
4) a evolução do papel das mulheres na medicina dentária

Com base em provas do aumento da prevalência das doenças dentárias nos últimos anos e dos escassos fundos afectados aos cuidados de saúde oral. O Governo da Índia aceitou a política de saúde oral em 1995, em princípio como parte da política nacional de saúde. O Governo iniciou um projeto-piloto sobre saúde oral intitulado "Programa Nacional de Cuidados de Saúde Oral" no ano de 1999 e o AIIMS foi identificado como a agência nodal para o implementar. Trata-se de um programa de prevenção primária que tem por objetivo a prevenção através da sensibilização e da utilização de IEC. Até à data, no âmbito do NOHCP, foram desenvolvidos módulos de formação para cirurgiões-dentistas, trabalhadores do sector da saúde e professores das escolas, bem como vários materiais de IEC, como filmes educativos em vídeo sobre saúde oral, manuais de formação, cartazes, panfletos, etc.

Os auxiliares de ação médica dentária podem ser classificados de acordo com a sua formação, as tarefas que devem desempenhar e as restrições legais que lhes são impostas. Os dentistas ocupam-se da prevenção e do controlo das doenças da cavidade oral e do tratamento das condições desfavoráveis resultantes dessas doenças, de traumatismos ou de malformações inerentes. Estão legalmente habilitados a tratar os pacientes de forma autónoma, a prescrever certos medicamentos e a empregar e supervisionar pessoal auxiliar.

Os dentistas devem estar registados (inscritos numa lista oficial mantida por um organismo governamental ou não governamental). Na Índia, após a conclusão do BDS, é necessário registar-se no Dental Council of India (DCI), que atualmente é renovado de 5 em 5 anos. De acordo com o Indian Dentist Act 1948, os dentistas que recebem a sua qualificação de um organismo na Índia são considerados na Parte I do Programa. Os dentistas que obtêm a sua qualificação de um organismo fora da Índia são considerados ao abrigo da Parte II do Programa. Os dentistas que obtêm as suas qualificações fora da Índia, mas que solicitam o registo na Índia (apenas se forem cidadãos indianos), são abrangidos pela Parte III da lista. De acordo com o Dental Council of India (Conselho de Medicina Dentária da Índia), a Índia tem uma população de mais de 1,4 mil milhões de habitantes e existem atualmente mais de 1 80 000 dentistas, incluindo 35 000 especialistas que exercem a sua atividade em diferentes disciplinas no país. O rácio da população de dentistas é de 1:9.000 dentistas em áreas metropolitanas/urbanas e semi-urbanas e de 1:2.00.000 dentistas em áreas rurais1[,34].

Ensino dentário na Índia

O sector do ensino dentário na Índia oferece formação ao nível da licenciatura, da pós-graduação e do pós-doutoramento. O primeiro grau, BDS (Bachelor of Dental Surgery - Licenciatura em Cirurgia Dentária), inclui uma formação de licenciatura de 4 anos seguida de 1 ano de estágio. Os estudantes passam por várias especialidades dentárias após a conclusão do curso formal e dos exames efectuados durante os primeiros quatro anos do programa1. O currículo prescrito pelo Conselho de Medicina Dentária da Índia, um órgão estatutário constituído ao abrigo da Lei dos Dentistas, em 1948, orienta a formação básica na maioria das principais áreas dos cuidados dentários e é o pré-requisito para a formação adicional em ensino de residência. A formação pós-graduada inclui programas de residência com a duração de 3 anos, que culminam no MDS (Master of Dental Surgery). Além disso, existem cursos de diploma de 2 anos em formação pós-graduada. O National Board of Examinations, uma organização autónoma criada pelo Governo da Índia, oferece um Diploma do National Board (DNB). Esta certificação é reconhecida como equivalente ao MDS e é oferecida em hospitais seleccionados em todo o país. Nove especialidades de medicina dentária são oferecidas a nível de pós-graduação: prótese dentária, endodontia, ortodontia, cirurgia oral, periodontia, pedodontia, medicina oral e radiologia, patologia oral e medicina dentária de saúde pública3.

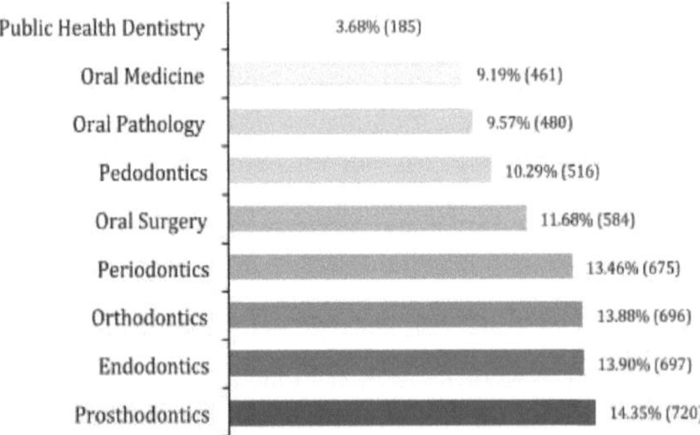

Figure 4. Number of postgraduate positions in nine branches of dentistry in 2014.

Além disso, existem cursos de certificação/diploma de 2 anos que são oferecidos para formação paradidáctica, tais como mecânica dentária (tecnologia de laboratório dentário), higiene dentária e assistência dentária. Há 3515 higienistas dentários registados e 3090 técnicos de prótese dentária registados. O número de faculdades de medicina dentária e de admissões no BDS e no MDS tem registado uma tendência crescente[1].

Além disso, é um facto notório que, apesar de um enorme aumento do número de cirurgiões-dentistas e de instituições dentárias durante as duas últimas décadas no nosso país, a prevalência e a gravidade das doenças orais estão a aumentar. Assim, é verdade que o aumento do número de licenciados em medicina dentária não conduziu a melhorias correspondentes na saúde oral da população devido à não implementação de programas preventivos. Foi conceptualizado que, se puderem ser formuladas directrizes para uma utilização eficaz e significativa da mão de obra disponível nas instituições dentárias para a prevenção primária das doenças oro-dentárias, isso poderá ter um impacto significativo no peso global das doenças orais no país. Isto também contribuirá para a participação das instituições dentárias no sistema nacional de saúde e para a consecução dos objectivos nacionais de saúde.

FACULDADES/INSTITUIÇÕES DE MEDICINA DENTÁRIA NA ÍNDIA

Distribuição: Atualmente, na Índia, existem 313 faculdades de medicina dentária, das quais 264 são privadas e apenas 49 são geridas pelo governo. Atualmente, 84,34% das faculdades de medicina dentária da Índia são faculdades privadas. O número de faculdades apoiadas pelo Governo ultrapassou largamente o crescimento das faculdades de medicina dentária privadas. Desde então, a população aumentou cerca de 3,5 vezes e o número de dentistas aumentou para mais de 3000 vezes. No entanto, é lamentável que o aumento do número de profissionais de medicina dentária não tenha tido um impacto significativo na incidência e gravidade dos problemas oro-dentários[1,3].

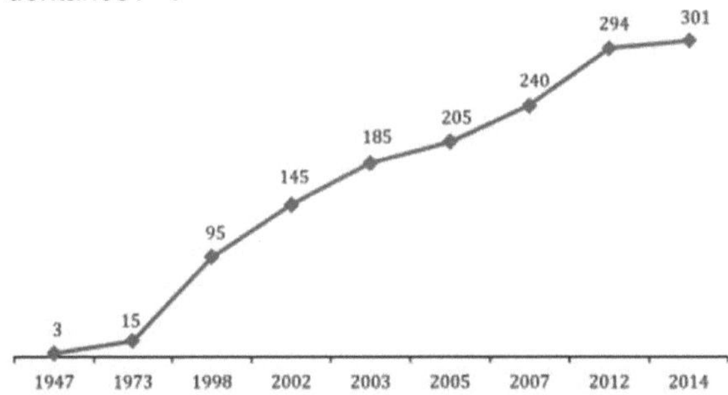

Figure 3. Trends in the increase of numbers of dental colleges in India.

DISTRIBUIÇÃO GEOGRÁFICA DAS FACULDADES DE MEDICINA DENTÁRIA NA ÍNDIA
(A partir de 5 de janeiro de 2007)

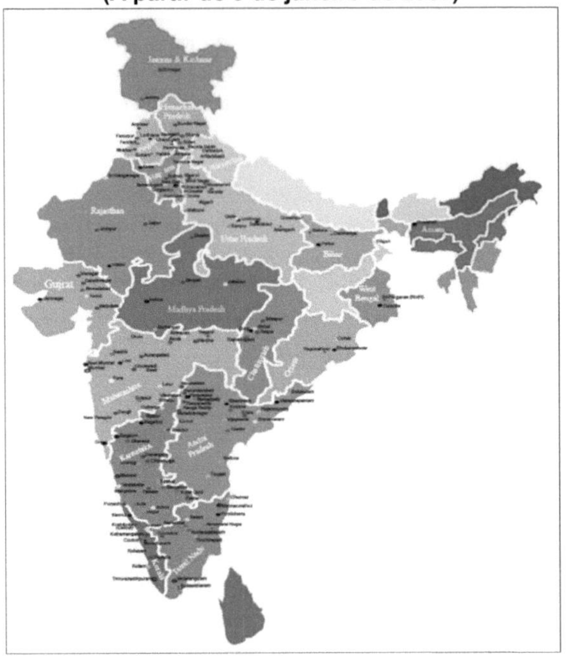

PRODUÇÃO DE MÃO-DE-OBRA NO SECTOR DA SAÚDE DENTÁRIA
TENDÊNCIAS DE CRESCIMENTO

FACULDADES No século XIX, na Índia, os britânicos reintroduziram a medicina dentária científica. Após este período, assistiu-se a uma expansão do crescimento das faculdades de medicina dentária privadas, o que conduziu à situação atual. No entanto, o crescimento nos sectores público e privado não foi uniforme, o que mostra as tendências de crescimento das faculdades de medicina dentária na Índia entre 1947 e 2019. Entre 1973 e 98, registou-se um aumento de 80 faculdades de medicina dentária e, entre 1998 e 2002, um aumento de 50 faculdades de medicina dentária. A partir de 2002-03, registou-se um aumento de 40 faculdades de medicina dentária[5]. A partir de 2005, assistiu-se a um aumento contínuo do número de faculdades de medicina dentária e, após esse período, verificou-se uma proliferação de faculdades de medicina dentária. Os dados actuais mostram que existem 313 faculdades de medicina dentária na Índia. Apenas 15,65% das faculdades de medicina dentária são atualmente propriedade do Estado (49 faculdades de medicina dentária) e as restantes pertencem ao sector privado (264 faculdades de medicina dentária). O sector privado em crescimento também tem potencial para influenciar as desigualdades no acesso aos cuidados de saúde oral na Índia.12 Na

Índia, de acordo com o ICD, há um total de 313 faculdades de medicina dentária. Entre elas, há 49 faculdades de medicina dentária governamentais e 264 faculdades de medicina dentária privadas. Existem 36 faculdades de medicina dentária públicas e 216 faculdades de medicina dentária privadas. O número máximo de faculdades de medicina dentária situa-se em Karnataka (47), seguido de Maharashtra (38), Tamil Nadu (29), Uttar Pradesh (27), Telangana (21) e Andhra Pradesh (18), enquanto Estados como Assam, Chandigarh, Damão e Diu, Goa e Manipur têm muito poucas faculdades de medicina dentária. 54 faculdades de medicina dentária no país oferecem 713 lugares por ano para o curso de Diploma em Higienistas Dentários; 90 faculdades de medicina dentária oferecem 1201 lugares por ano para o curso de Diploma em Mecânica Dentária; e 25 faculdades de medicina dentária oferecem 255 lugares por ano para o curso de Diploma em Assistente de Bloco Operatório Dentário5[,2]. Existem cerca de 11 900 membros do corpo docente em instituições de medicina dentária em todo o país, tendo este número aumentado tremendamente nas últimas duas décadas com o crescimento exponencial das instituições de medicina dentária. Além disso, as inscrições no primeiro ano em várias instituições de medicina dentária aumentaram drasticamente durante as últimas 3 décadas e multiplicaram-se 3 vezes nos últimos 8 anos. O gráfico seguinte mostra a entrada anual de estudantes nas instituições durante algum tempo na Índia1[,34].

TENDÊNCIAS NO CRESCIMENTO DO NÚMERO DE DENTISTAS REGISTADOS

Em 2000-01, observou-se uma súbita tendência para o aumento do número de dentistas inscritos. Registou-se um aumento de 8 099 dentistas durante esse período. Mais uma vez, no ano de 2004-05, registou-se um aumento do número de dentistas inscritos. O crescimento foi quase o dobro em comparação com os anos anteriores. No total, registou-se um aumento de 16 077 dentistas inscritos. No entanto, registou-se um aumento drástico durante o ano de 2015-2016. Verificou-se um aumento de 41 343 dentistas inscritos, o que representa um aumento de quase 5 vezes em comparação com os anos anteriores. Este número tem aumentado de forma constante e os dados actuais mostram que 2 77 281 dentistas registados estão a servir as necessidades de saúde oral da população. Na Índia, o crescimento do número de dentistas é de cerca de 8 % por ano. A distribuição dos dentistas por estados indica que estados como Karnataka, seguido de Maharashtra e Tamil Nadu, tinham uma maioria de dentistas no ano de 2008. No entanto, no ano de 2019, a maioria dos dentistas estava presente no Karnataka, seguido do Maharashtra Workforce5[,2].

Trends in Dental Education in India (Tendências no ensino dentário na Índia):

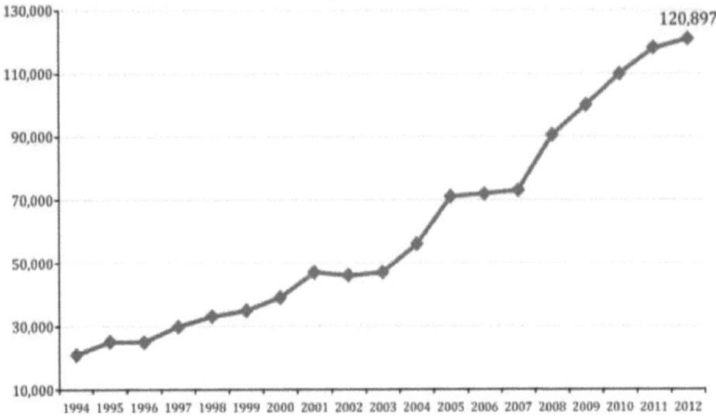

Verificou-se um aumento súbito de várias instituições dentárias no país, no entanto, o crescimento não é uniforme nos sectores público e privado. Atualmente, apenas 13% das instituições de medicina dentária são propriedade do Estado, em comparação com 77% na década de 1980. Esta mudança de proporção também diminuiu a participação das instituições dentárias no sistema nacional de saúde. O número de cirurgiões-dentistas no país aumentou para quase uma dezena atualmente, mas se observarmos a prevalência das doenças dentárias, verificamos um aumento e não uma diminuição. Embora não tenham sido realizados inquéritos a nível nacional no passado, estudos isolados não revelam qualquer declínio na prevalência da cárie dentária.

PLANEAMENTO DOS RECURSOS HUMANOS EM MEDICINA DENTÁRIA: PORQUÊ A NECESSIDADE?

O planeamento da mão de obra é um elemento essencial no planeamento das futuras prestações de serviços de saúde. Os factores da oferta e da procura de serviços dentários estão a mudar, o que torna ainda mais importante o planeamento da mão de obra para evitar futuras carências ou excedentes previstos. Nos últimos tempos, tem-se assistido a uma abordagem de recrutamento internacional cada vez mais alargada e direccionada por parte de muitos países desenvolvidos para colmatar as carências internas. São vários os factores que promovem a migração, incluindo o desemprego, os laços coloniais, os incentivos financeiros e os benefícios materiais, a procura de formação superior, a melhoria das condições e instalações de trabalho e a prevenção de procedimentos burocráticos excessivos. A migração dos profissionais de saúde afecta diretamente o desempenho do sistema de saúde, os resultados de saúde da população e os profissionais de saúde que permanecem no país. A migração pode resultar em atrasos graves na prestação de cuidados de emergência e em longos períodos de espera para os serviços programados. Os cuidados de saúde nas zonas rurais podem ser afectados devido à falta de conhecimentos especializados e de profissionais formados. Além disso, a carga de trabalho excessiva e os longos horários de trabalho do pessoal remanescente podem levar à desmoralização, ao esgotamento e a uma diminuição da qualidade dos cuidados. Assim, o desafio consiste em proporcionar oportunidades de emprego adequadas, respeitáveis e atractivas à mão de obra, mantendo simultaneamente uma distribuição geográfica equilibrada.

AS MULHERES E A MEDICINA DENTÁRIA: TENDÊNCIA DE MUDANÇA[8]

A medicina dentária tem-se tornado uma opção de carreira cada vez mais popular para as mulheres. A expansão do número de mulheres na medicina dentária tem sido uma das principais tendências da força de trabalho nas últimas décadas. O aumento do número de mulheres na profissão de dentista cria um imperativo de que as mulheres sejam consideradas como uma capacidade intelectual vital para o futuro. Não existe qualquer disparidade educativa entre os dentistas; as mulheres dentistas entram na profissão em pé de igualdade com os seus colegas homens. A par de outros países do mundo, a Índia também está a seguir esta tendência e cerca de 15% dos directores das escolas de medicina dentária do país são mulheres. As mesmas tendências também se verificam entre os estudantes e cerca de 50 a 60% dos estudantes de todas as escolas de medicina dentária na Índia são do sexo feminino[8]. A Índia tinha um dentista por cada 10 000 pessoas nas regiões urbanas e 2,5 lakh nas zonas rurais[3]. Para satisfazer a procura, a Índia precisa de uma abordagem construtiva a longo prazo para desenvolver e aumentar os sistemas de auxiliares de medicina dentária. Os profissionais auxiliares de medicina dentária na Índia incluem higienistas dentários, técnicos de laboratório e assistentes cirúrgicos dentários que foram reconhecidos pelo Ministério da Saúde e pelo Governo da Índia, bem como cursos de certificação reconhecidos pelo Conselho de Medicina Dentária da Índia.

CLASSIFICAÇÃO DA MÃO-DE-OBRA DENTÁRIA POR QUEM

1. Auxiliares não operacionais[4]

- Assistente de cirurgia dentária.
- Secretária dentária / rececionista.
- Técnico de laboratório dentário.
- Educador de saúde dentária.

2. Auxiliares de exploração[4]

- Enfermeiro dentista escolar
- Terapeuta dentário.
- Higienista dentário.

DESCRIÇÃO DOS AUXILIARES DE MEDICINA DENTÁRIA NÃO OPERACIONAIS:

1) ASSISTENTE DE CIRURGIA DENTAL Um assistente de medicina dentária é um auxiliar não operacional que assiste o dentista ou o higienista dentário no tratamento dos pacientes, mas que não está legalmente autorizado a tratar os pacientes de forma independente. Um assistente dentário só pode trabalhar sob a supervisão de um dentista autorizado, executando tarefas prescritas pelo dentista ou por um higienista dentário empregado pelo dentista. Esta categoria de pessoal auxiliar tem sido designada por vários nomes em diferentes países. Os mais comuns incluem assistente dentário, assistente dentário de cadeira, enfermeiro dentário, etc[4,6].

Em 1885, o Dr. C. Edmund Kells, de Nova Orleães, nos EUA, contratou uma mulher como "senhora de serviço" para que as senhoras que necessitavam de tratamento dentário durante estes tempos vitorianos se sentissem à vontade. Descobriu-se que estas pessoas podiam ser utilizadas para efetuar as tarefas de rotina "domésticas" no bloco operatório, bem como os procedimentos administrativos do consultório. Houve uma mudança no grau da sua utilização quando, devido à falta de mão de obra para satisfazer a procura do serviço militar durante a Segunda Guerra Mundial (1939-1945), estes "ajudantes" foram treinados para trabalhar ao lado da cadeira. Esses dentistas mantiveram o conceito de utilização de auxiliares após a guerra[11].

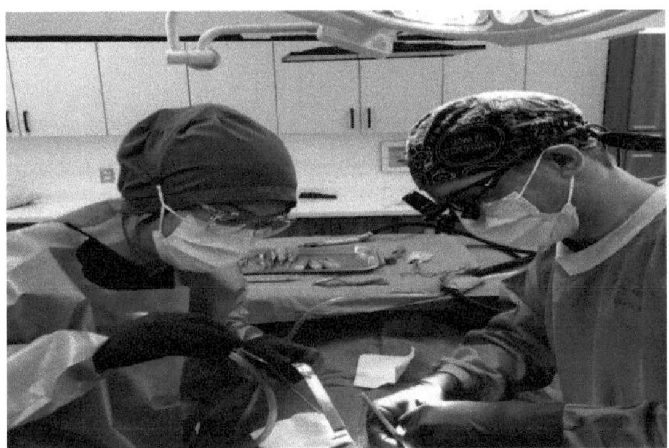

A figura mostra o ASSISTENTE DE CIRURGIA DENTAL A ASSISTIR O CIRURGIÃO MAXILLOFACIAL ORAL

Os dentistas que não esperam muito dos seus assistentes preferem formá-los no local de trabalho. Existem cursos de formação, a maioria dos quais com a duração de um ano. Alguns chegam a ter a duração de dois anos. Existem programas de certificação voluntária para assistentes dentários em muitos países. A certificação é o processo pelo qual uma agência ou associação não governamental concede reconhecimento a um indivíduo que cumpriu determinadas qualificações pré-determinadas especificadas por essa agência ou associação. No entanto, não é

exigido a um assistente dentário que seja legalmente certificado, registado ou licenciado ou que tenha completado qualquer período de formação específico. Os assistentes dentários têm certificações de especialidade, como os Assistentes Certificados de Cirurgia Oral e Maxilofacial. A contratação de assistentes dentários para fins gerais, geralmente mulheres, remonta a meados do século XIX.
O Comité de Peritos em Pessoal Auxiliar de Medicina Dentária da OMS enumerou as funções dos assistentes dentários do seguinte modo[11,4]:-

1) Receção do doente.
2) Preparação do paciente para qualquer tratamento de que possa necessitar.
3) Preparação e fornecimento de todos os utensílios necessários, tais como elixires e guardanapos.
4) Esterilização, cuidados e preparação de instrumentos.
5) Preparação e mistura de materiais de restauração, incluindo materiais de enchimento e de impressão.

6)Cuidados com o doente após o tratamento até à sua saída, incluindo a limpeza dos instrumentos e a preparação dos instrumentos para reutilização.
7) Preparação da cirurgia para o próximo paciente.
8) Apresentação dos documentos ao cirurgião para serem preenchidos e arquivados.
9) Assistência no trabalho de radiografia e no tratamento e montagem de radiografias.
10) Instrução do paciente, se necessário, sobre a utilização correcta da escova de dentes.
11) Cuidados pós-anestésicos de pessoas que foram submetidas a anestesia geral.

As funções dos assistentes dentários também variam consoante o contexto. Com a crescente ênfase no controlo de infecções no contexto dos cuidados dentários, os enfermeiros podem ter determinadas tarefas específicas, como ser um enfermeiro escuteiro. No domínio da saúde dentária pública, por exemplo, na Tailândia, a nível subdistrital, os centros de saúde são geridos por enfermeiros dentistas e profissionais de saúde e, a nível distrital, os hospitais comunitários têm dentistas e enfermeiros dentistas. Na Suécia, os enfermeiros dentários com formação adicional em supervisão de bochechos e formas mais simples de educação para a saúde dentária organizaram programas de bochechos com flúor nas escolas e, quando desejado, deram instruções básicas sobre saúde dentária. Foram efectuados estudos sobre o número médio de pacientes tratados por dentistas, utilizando e não utilizando assistentes.

Klein, em 1944, descobriu que a adição de um assistente dentário aumentava o número de doentes tratados por um dentista em 33%, se este estivesse a usar uma cadeira, e em 62% se estivesse a usar duas cadeiras. Uma vez que os instrumentos lhe podem ser passados, o dentista pode permanecer sentado e assim trabalhar com menos tensão física e mental. A qualidade do serviço será melhorada. Os períodos de consulta também podem ser mais curtos, com menos testes à resistência do doente, particularmente no caso de crianças pequenas[6].

2) TÉCNICO DE LABORATÓRIO DENTÁRIO:

O técnico de laboratório dentário é um auxiliar não operacional que cumpre as prescrições fornecidas pelos dentistas no que respeita às construções extra-orais e à reparação de aparelhos orais e pontes. Estas categorias de pessoal são também conhecidas como mecânicos dentários. De acordo com o Indian Dentist Act de 1948, um mecânico dentário é uma pessoa que faz ou repara dentaduras e aparelhos dentários. Nalguns países, geralmente não são considerados auxiliares porque, nesses locais, o seu trabalho é realizado maioritariamente em laboratórios comerciais e não em consultórios dentários[4,6].

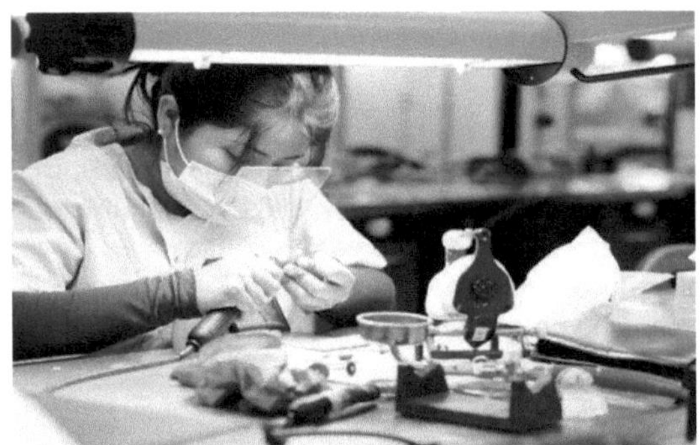

A figura mostra TÉCNICO DE LABORATÓRIO DENTAL

Na Índia, de acordo com os dados disponíveis, a maioria está empregada no serviço público ou em faculdades de medicina dentária privadas sob a supervisão direta de um dentista. No Reino Unido, o técnico de laboratório dentário passou a distinguir-se do dentista em 1921, depois de a Lei dos Dentistas ter sido aprovada como lei. Desde então, só os dentistas qualificados podem trabalhar diretamente com os doentes. Isto estava de acordo com a recomendação do Comité de Peritos da OMS sobre o Pessoal Auxiliar de Medicina Dentária (OMS, 1959). Os técnicos de laboratório dentário recebem a sua formação através de uma aprendizagem que, por vezes, está associada a uma formação formal numa escola dentária ou numa escola técnica. No Reino Unido, esta formação tem uma duração de três a cinco anos, a tempo parcial. O período de formação formal chega a ser de dois anos[32].

Na Índia, existem cerca de seis instituições que ministram cursos de formação. As funções de um técnico de prótese dentária, para além da moldagem de modelos a partir de impressões feitas pelo dentista, incluem o fabrico de próteses, talas, aparelhos ortodônticos, inlays, coroas e moldeiras especiais. Os técnicos de laboratório dentário podem ser empregados por dentistas em consultórios privados ou públicos, podem ser trabalhadores independentes e aceitar trabalho de dentistas da zona ou podem ser empregados por laboratórios comerciais.

Denturista é um termo aplicado aos técnicos de laboratório dentário que estão autorizados, em alguns estados dos EUA e noutros países, a fabricar dentaduras diretamente para os pacientes sem a prescrição de um dentista. Podem ser licenciados ou registados. O desejo de autonomia entre os técnicos de laboratório dentário levou à formação de 'denturistas'. O seu ofício é chamado 'denturismo4[,6].

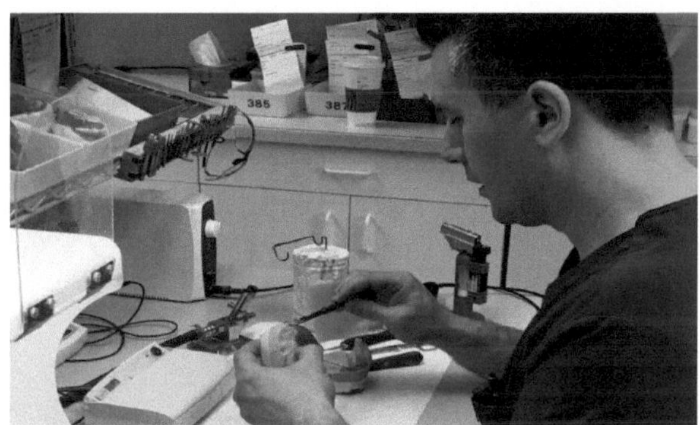

A figura acima mostra o DENTURISTA a fabricar as próteses

A ADA define "denturismo" como a colocação e distribuição de próteses dentárias ilegalmente ao público. Ou seja, se o doente precisar de uma prótese, o processo de fabrico de uma prótese, a partir da impressão, é feito pelo técnico numa relação direta com o doente. Vários países autorizaram os técnicos de laboratório a trabalhar diretamente com o público. O principal argumento da Associação é que os técnicos de prótese dentária não estão qualificados para tratar os pacientes e que podem resultar em cuidados de má qualidade e até mesmo em danos reais para os pacientes.

2) SECRETÁRIA DENTÁRIA / RECEPCIONISTA:

Este auxiliar tem lugar junto ao balcão da receção. Para este trabalho é preferível o sexo feminino. É responsável pela receção do doente, pela manutenção dos registos, das marcações e das contas, e pela ligação entre o médico e o doente4[,6].

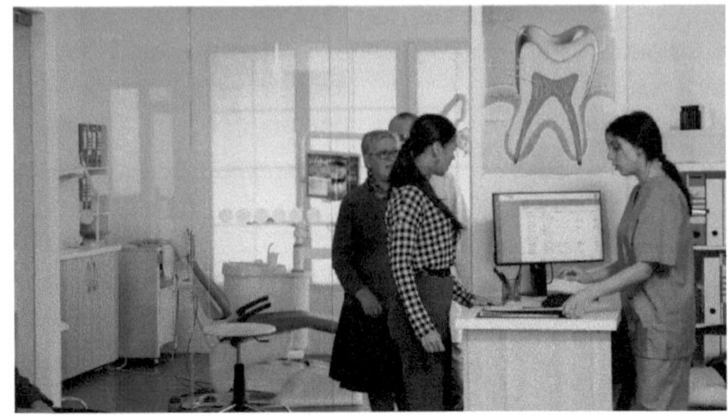

A figura acima mostra um SECRETÁRIO DENTAL /RECEPCIONISTA a receber o paciente.

3) O EDUCADOR EM SAÚDE DENTÁRIA

O educador sanitário é um indivíduo com formação suficiente para poder proferir palestras de educação sanitária para diferentes grupos de público com a ajuda de meios audiovisuais. Em alguns países, as funções de alguns assistentes de cirurgia dentária foram alargadas para lhes permitir efetuar determinados procedimentos preventivos. Na Suécia, são dadas duas semanas adicionais de formação, após as quais os auxiliares são autorizados a realizar programas de bochechos com flúor para grupos de crianças em idade escolar. No entanto, não estão autorizados a efetuar quaisquer procedimentos intra-orais.

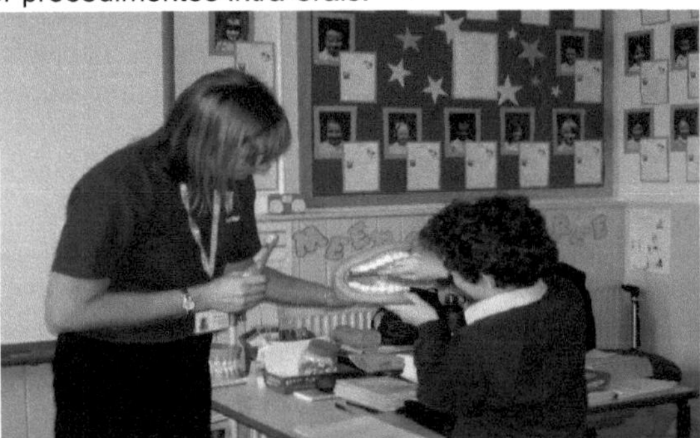

A figura acima mostra um EDUCADOR DE SAÚDE DENTAL a educar as crianças da escola sobre técnicas de escovagem

AUXILIAR DE EXPLORAÇÃO:

1) ENFERMEIRO DENTISTA ESCOLAR

Este auxiliar está autorizado a diagnosticar doenças dentárias e a planear e executar certas medidas preventivas e de tratamento especificadas, incluindo alguns procedimentos operatórios no tratamento de cáries dentárias e doenças periodontais em grupos definidos de pessoas, geralmente crianças em idade escolar. O interesse por um plano organizado para melhorar as condições dentárias das crianças na Nova Zelândia tornou-se evidente pela primeira vez em 1905. Os tratamentos destas crianças eram particularmente difíceis devido à distância, que frequentemente separava as pequenas comunidades. Além disso, os dentistas eram escassos durante a Primeira Guerra Mundial (1914-18) e o tratamento de crianças pequenas não era uma área de prática dentária tão aceite nessa altura como é agora. O Esquema de Enfermeiras Dentistas foi criado em Wellington, Nova Zelândia, em 1921, devido à extensa doença dentária encontrada nos recrutas do exército durante a Guerra Mundial (1914-1918). O homem que influenciou a sua formação foi T.A. Hunter, um dos fundadores da Associação Dentária da Nova Zelândia e um pioneiro no estabelecimento de uma escola dentária na Nova Zelândia. O nome da escola onde eram formadas era "The Dominion Training School for Dental Nurses". Ao longo dos anos, houve três escolas, mas duas tiveram de encerrar em 1981[32].

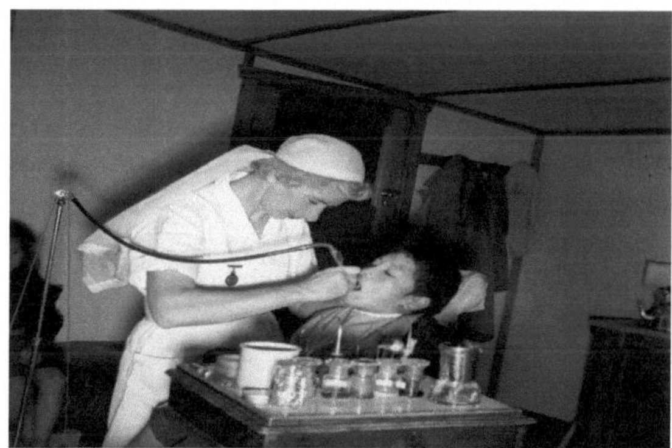

Na figura acima ENFERMEIRO DENTAL ESCOLAR que trata de uma criança em idade escolar

Além disso, a ingestão também foi reduzida, em parte devido a um aumento da oferta e a uma diminuição das doenças dentárias nas crianças. A formação estende-se por mais de dois anos e abrange tanto os procedimentos reversíveis como os irreversíveis. Após a conclusão da formação, cada enfermeira dentista escolar é afetada a uma escola onde é contratada pelo governo para prestar cuidados dentários regulares a 450 a 700 crianças. Cada escola que acolhe mais de 100 crianças tem o seu consultório dentário. Quando uma enfermeira dentista escolar é afetada a uma escola, é aceite como membro do pessoal, tal como os professores. Na Nova Zelândia, as enfermeiras dentárias estão predominantemente no serviço assalariado das escolas e devem prestar cuidados às crianças em intervalos de cerca de 6 meses. Estão sob a supervisão geral de um diretor dentário distrital. O inspetor de enfermagem dentária, a quem são delegadas certas responsabilidades, visita estas clínicas dentárias escolares cerca de duas vezes mais do que o responsável principal[4].

As funções dos enfermeiros dentistas escolares (de acordo com o Departamento de Saúde da Nova Zelândia)

1) Exame oral.

2) Profilaxia.

3) Aplicação tópica de flúor.

4) Conselhos sobre suplementos dietéticos de flúor.

5) Administração de anestésico local.

6) Preparação de cavidades e colocação de obturações de amálgama em dentes decíduos e permanentes.

7) Encerramento da pasta de papel.

8) Extração de dentes decíduos.

9) Instrução individual do doente sobre a escovagem dos dentes e a higiene oral.

10) Educação para a saúde dentária na sala de aula e entre pais e professores.

11) Encaminhamento do paciente para médicos privados para serviços mais complexos, como a extração de dentes permanentes, a restauração de incisivos permanentes fracturados e o tratamento ortodôntico.

Anteriormente, a extração de dentes permanentes era feita por eles e o flúor não era utilizado, uma vez que os seus benefícios para os dentes só foram conhecidos um pouco mais tarde. Na Nova Zelândia, até 1977, os dentistas das escolas diagnosticavam como "cárie" até mesmo defeitos ligeiros e obturavam-nos o mais cedo possível. Estes critérios para uma obturação eram aplicados aos dentes permanentes e não aos dentes decíduos, especialmente às crianças mais velhas que estavam a sair do sistema escolar. Em 1977, em vez de "em caso de dúvida - obturação", passou-se a "em caso de dúvida - esperar para ver". Além disso, foi dedicado mais tempo aos procedimentos educativos e preventivos. O efeito global do serviço foi dramático. Em 1923, eram extraídos 78,6% dos dentes por cada 100 obturações colocadas, ao passo que em 1969 havia apenas 2,9% de extracções por cada 100 obturações. No entanto, com a maioria das crianças a receberem atualmente cuidados dentários regulares e com os efeitos da fluoretação a atingirem mais de metade da população, pode haver um número excessivo de enfermeiros dentistas escolares. Esta situação teve de ser resolvida, quer reduzindo o seu número, quer alargando as suas funções para prestar cuidados a um maior segmento da população. O facto de este sistema funcionar bem na Nova Zelândia não significa que funcione em qualquer outro país, porque a Nova Zelândia é um país pequeno e com serviços sociais avançados[32].

Os auxiliares operacionais com funções semelhantes às do enfermeiro dentista escolar neozelandês são utilizados em vários outros países, muitos dos quais iniciaram os seus programas de formação. Em 1970, havia pelo menos 15 outros países e jurisdições que tinham adotado planos semelhantes. Na Grã-Bretanha, os primeiros auxiliares operacionais baseados no modelo de enfermeira dentária escolar da Nova Zelândia formaram-se em 1962. Eram geralmente conhecidos como "New Cross Auxiliaries" (Auxiliares de Nova Cruz), porque a única escola de formação se situa na zona de New Cross, no sul de Londres. Não são formados para trabalhar como operadores independentes. Outros países, que utilizam enfermeiros dentistas para tratar, incluem a Malásia, Singapura, Tailândia, Vietname do Sul, Myanmar, Indonésia, Hong Kong, Austrália (onde são chamados de "terapeutas"), partes de África e América do Sul. Em Saskatchewan, uma província canadiana e o único local na América do Norte onde uma pessoa que não seja um dentista pode legalmente perfurar e obturação dos dentes, as enfermeiras recebem supervisão direta durante os primeiros dois meses e depois trabalham com uma enfermeira dentista mais experiente durante o terceiro mês. Se o seu desempenho for considerado satisfatório, passam a trabalhar sem supervisão direta. O dentista efectua o exame inicial e encontra-se com cada enfermeiro pelo menos uma vez por semana. Presume-se que os enfermeiros dentistas prestam cuidados mais económicos do que os dentistas. A sua formação é menos dispendiosa do que a dos dentistas e os seus salários são semelhantes aos dos fisioterapeutas e dos professores.

O TERAPEUTA DENTÁRIO

Trata-se de uma pessoa que está autorizada a executar a prescrição de um dentista supervisor e certas medidas preventivas e de tratamento especificadas, incluindo a preparação de cavidades e a restauração de dentes[4,6]. Os auxiliares baseados no tipo neozelandês formaram-se em 1962 na antiga escola de formação, que se situava na zona de New Cross, em Londres. Por isso, eram conhecidos como "New Cross Auxiliaries". Em 1979, no Reino Unido, o nome auxiliar foi mudado para terapeuta. Na Austrália, os terapeutas - as categorias de pessoal derivadas do modelo neozelandês das enfermeiras dentárias - estão ao serviço desde 1966[32]. São como as enfermeiras dentárias escolares neozelandesas, mas o seu papel é bastante diferente, uma vez que não estão autorizadas a diagnosticar e a planear os cuidados dentários. Estão autorizados a trabalhar com base nos planos de tratamento escritos elaborados pelos dentistas supervisores. Os procedimentos operatórios que estão autorizados a efetuar são semelhantes aos dos enfermeiros dentários escolares neozelandeses, incluindo a administração de analgesia por infiltração local.

Funções de um terapeuta dentário

- Recebem instruções sobre a deteção clínica de cáries.
- técnicas de preparação de cavidades, tanto para dentes permanentes como para dentes decíduos.
- Competências de manuseamento de materiais, pulpotomias cruciais sob dique de

borracha para dentes primários e extração anestésica local de dentes primários.
▪ Não têm muita experiência na interpretação de radiografias. A pedido do dentista responsável, tiram frequentemente radiografias.
▪ Não têm a formação necessária em endodontia. Poderão não estar aptos a tratar casos de traumatismo dentário, mas poderão prestar primeiros socorros de emergência.

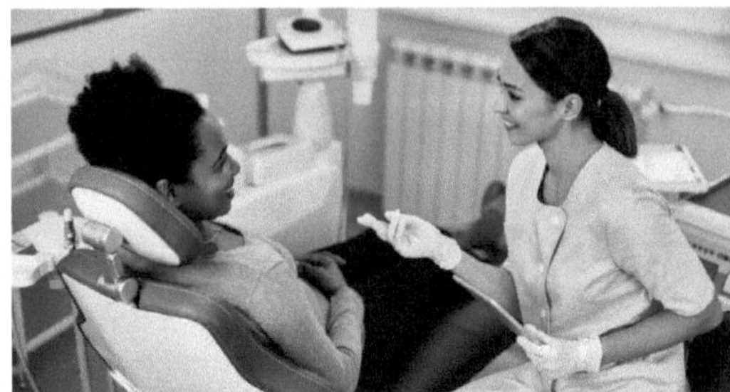

A figura acima mostra um TERAPEUTA DENTAL a supervisionar o paciente

O HIGIENISTA DENTÁRIO:

Um higienista dentário é um auxiliar operacional licenciado e registado para praticar a higiene dentária ao abrigo da legislação do estado, província, território ou nação em causa. Os higienistas dentários trabalham sob a supervisão de dentistas[4]. Para serem licenciados, devem satisfazer as seguintes qualificações

1. Conclusão de um período de formação aprovado numa instituição aprovada.
2. Demonstração de competência.
3. Demonstração de qualidades pessoais satisfatórias.

C. M. Wright, em 1902, sugeriu a formação de uma subespecialidade da profissão de dentista:

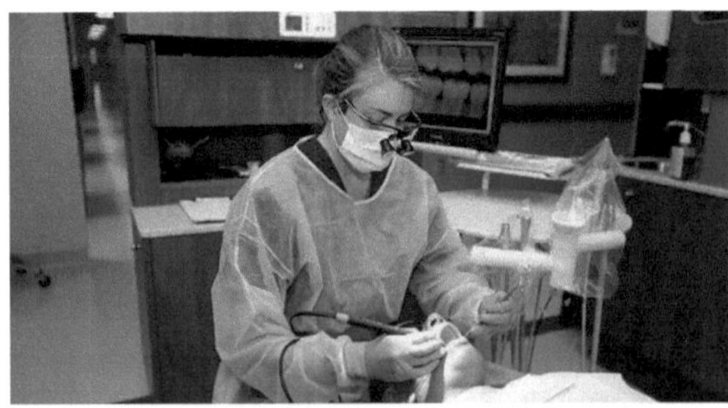

A figura acima mostra o HIGIENISTA DENTAL a efetuar um procedimento de destartarização

1. As faculdades de medicina dentária devem oferecer oportunidades para esta formação parcial e separada. O curso consiste em aulas teóricas sobre a anatomia dos dentes e das gengivas e numa formação clínica especial em terapêutica profiláctica.
2. Após a conclusão deste curso especial, que requer um ano de estudo e prática sob instrução na enfermaria do colégio, e depois de apresentar provas satisfatórias de competência no polimento dos dentes e nos cuidados com a boca, o colégio concederá um certificado de competência ao diplomado deste curso.

Em 1905, Fones treinou a Sra. Irene Newman nos procedimentos de profilaxia dentária. Em 1906, ela estava a trabalhar no consultório do Dr. Fones e tornou-se a primeira higienista dentária. O Dr. Fones é considerado o "pai da higiene dentária "[32]. É-lhe frequentemente atribuído o primeiro curso, naquilo que designou como uma subespecialidade que consiste em dar instruções de higiene oral e profilaxia oral aos pacientes, em novembro de 1913. A duração do curso foi de cerca de sete meses. Trinta e três mulheres inscreveram-se na primeira turma, muitas delas com experiência em assistência dentária ou ensino escolar. Anteriormente, o Ohio College of Dental Surgery tinha desenvolvido um programa para higienistas e assistentes em 1910, mas teve de ser interrompido devido à pressão dos dentistas. A duração da formação é de 1 a 2 anos[30].

Em 1974, foram reconhecidos quatro níveis de formação e de qualificação.

1. Assistente dentário certificado
2. Assistente de medicina dentária preventiva
3. Higienista dentário
4. Um higienista dentário com funções alargadas.

1. Assistente dentário certificado: O curso de formação tem uma duração de 8 meses. O assistente aprendeu as tarefas tradicionais da cadeira. A única tarefa intra-oral era a exposição de radiografias.

2. Assistente de medicina dentária preventiva:

O formando tinha de ser um assistente dentário certificado. Os cursos a tempo inteiro tinham uma duração de três a seis semanas. Os estagiários podiam

1. Polir as porções coronais dos dentes sem instrumentação.
2. Tirar impressões para modelos de estudo.
3. Aplicar topicamente agentes preventivos de cáries.
4. Colocar e retirar os diques de borracha

3. Higienista dentário .

O estudante deve ser um assistente dentário certificado ou preventivo. Nesta formação, os oito meses do programa permitem-lhes efetuar uma destartarização e um exame preliminar da cavidade oral, incluindo uma anamnese, um exame periodontal e o registo dos resultados clínicos. As funções que podem desempenhar 27:

1. Efetuar uma profilaxia completa, incluindo destartarização, alisamento radicular e polimento de obturações.

2. Aplicar e remover uma compressa periodontal

3. Aplicar selantes de fissuras.
4. Higienista dentário com funções alargadas

Foi dada uma formação de 4 meses a higienistas dentários que tinham pelo menos um ano de experiência prática. Foram autorizados a efetuar,
1. Remoção de suturas

2. Colocação, acabamento e polimento de restaurações de amálgama e resina.

3. Colocação e remoção de bandas de matriz.
4. Colocação de revestimentos de cavidades
5. Retração da gengiva para a tomada de impressões.
6. Colocação e remoção de bandas ortodônticas.
7. Separação dos dentes antes da colocação de bandas por um dentista.
8. Cimentação de coroas provisórias previamente colocadas por um dentista.
9. Colocação de obturações temporárias
10. O padrão de desenvolvimento em Ontário seguiu a filosofia da utilização de EFDAs nos EUA.

O Dental Council of India estipulou que o programa de estudos deve ter uma duração mínima de dois anos lectivos e resultar na atribuição de um certificado de higienista dentário. O candidato deve ter passado, pelo menos, o exame de matrícula de uma universidade reconhecida numa disciplina científica ou uma qualificação reconhecida equivalente. De acordo com a lei indiana de 1948 relativa aos dentistas, um higienista dentário é uma pessoa, que não é dentista nem médico, que procede à raspagem, limpeza ou polimento dos dentes ou que dá instruções em matéria de higiene dentária. Atualmente, os higienistas são formados em mais de 25 países e, na maioria deles, o curso tem a duração de mais de dois anos. Na Índia, existem cerca de cinco a seis instituições onde a formação é ministrada. As funções do higienista dentário são[27]:
1. Limpeza da boca e dos dentes com especial atenção aos cálculos e às manchas.
2. Aplicação tópica de fluoretos, selantes e outras soluções profilácticas.
3. Rastreio ou exame preliminar de pacientes individuais ou em grupo, como crianças em idade escolar ou trabalhadores industriais, para que possam ser encaminhados para dentistas para tratamento
4. Instrução em matéria de higiene oral.
5. Trabalho de recurso no domínio da saúde dentária.

Os higienistas não são normalmente formados para prestar "cuidados operatórios", ou seja, preparação de cavidades e colocação de restaurações, anestesia local, extração e tratamento da polpa. Nalguns países, as actividades consistem no planeamento do tratamento para a parte dos cuidados de higiene dentária e na recolha de histórias médicas e dentárias para notas de casos. Inclui também o alisamento radicular, a remoção de saliências, a avaliação e o aconselhamento dietético, e testes salivares e microbiológicos. Nalguns países, os higienistas dentários estão autorizados a tirar radiografias, fazer moldes para modelos de estudo e polir restaurações. Num programa de saúde pública, o higienista vai onde os dentistas não podem ir e apresenta um ponto de vista muito mais próximo do das crianças com quem normalmente trabalha do que o dentista. As restaurações são feitas pelo dentista e a prevenção pela equipa do higienista. As equipas deslocam-se entre as clínicas escolares localizadas em áreas com grandes necessidades. As necessidades são avaliadas através de rastreios anuais efectuados por higienistas. Os países onde os higienistas trabalham incluem os EUA, o Reino Unido, o Canadá, a Índia, a Nigéria, a China, o Japão, a Coreia e a Polónia. Os higienistas podem trabalhar no sector público ou privado ou, em alguns países, de forma independente[27,30].

PRÁTICA CONTRATUAL INDEPENDENTE DE HIGIENE DENTAL: Normalmente, os higienistas são obrigados a trabalhar sob a supervisão de um dentista. Na contratação independente, os higienistas têm um acordo formal de supervisão com um dentista e, muitas vezes, até um acordo financeiro. Os higienistas podem exercer a sua atividade num consultório adjacente ao consultório do dentista, cobrando os seus honorários aos pacientes. Linda Krol, dos EUA, iniciou a Prática Contratual Independente de Higiene Dentária em 1976[14]. Havia um acordo formal relativamente à supervisão e ao financiamento. No Colorado (EUA), uma prática de higiene dentária não supervisionada inclui a raspagem, alisamento e polimento das superfícies dentárias restauradas, curetagem gengival, aplicação tópica de flúor, recolha do historial do doente, elaboração de um registo após a inspeção oral e anestesia tópica. A Suécia é outro país onde, desde 1991, os higienistas são autorizados a praticar a higiene dentária de forma independente[34].

AUXILIAR DENTÁRIO DE FUNÇÃO ALARGADA: (EFDA) Especialmente na América do Norte, os auxiliares estão a ser formados para realizar determinados procedimentos restauradores restritos nos pacientes. A maioria dos auxiliares que foram instruídos para estas funções receberam formação prévia como assistentes de cirurgia dentária ou foram designados como assistentes dentários de função alargada, higienistas dentários de função alargada, auxiliares de função alargada, tecno-terapeutas e auxiliares dentários de função alargada (um termo mais antigo)[23]. Um EFDA é um assistente dentário ou um higienista dentário em alguns casos, que recebeu formação adicional em tarefas relacionadas com o tratamento direto dos pacientes, embora continue a trabalhar sob a supervisão direta de um dentista. A utilização de EFDAs foi importante durante a década de 1960, numa altura em que se considerava iminente uma escassez crítica de pessoal dentário[16]. As EFDA efectuam procedimentos reversíveis, ou seja, que podem ser corrigidos ou refeitos sem prejudicar indevidamente a saúde do paciente. Não preparam cavidades nem tomam decisões quanto à proteção da polpa depois de a cárie ter sido escavada, mas trabalham ao lado do dentista e assumem os procedimentos de restauração de rotina, logo que a preparação da cavidade e a base tenham sido concluídas. No Alabama, (Hammons et al, 1971) um grupo de assistentes dentários foi treinado durante dois anos e foi instruído a efetuar as seguintes operações:

1. Colocação e remoção de diques de borracha.
2. Colocação e remoção de restaurações provisórias.
3. Colocação e remoção de bandas de matriz.
4. Condensar e esculpir restaurações de amálgama em dentes previamente preparados.
5. Colocação de restaurações acrílicas em dentes previamente preparados.
6. Aplicar o acabamento final e polir o resto anteriormente listado.

O EFDA senta um paciente, efectua uma inspeção inicial e, depois, com as radiografias disponíveis, chama o dentista para procedimentos de tratamento adicionais. Agora, o dentista examina o paciente, efectua um diagnóstico e especifica um plano de tratamento.

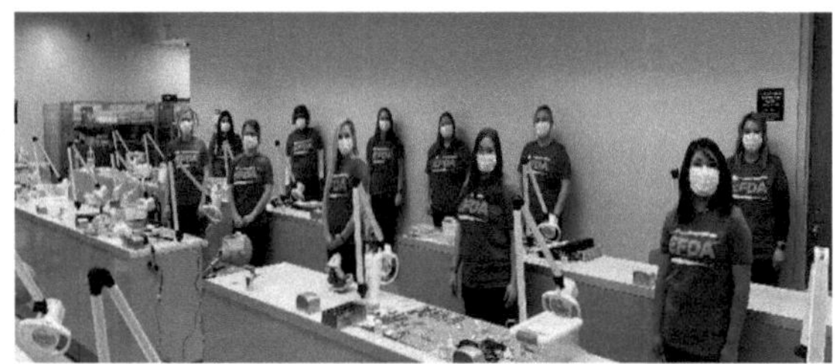

A figura acima mostra o programa de formação do AUXILIAR DENTAL DE FUNÇÃO EXPANDIDA

O dentista dá anestesia local e prepara um grupo de cavidades, inserindo proteção pulpar e bases de cimento. O EFDA ajuda-o nas relações a quatro mãos. O assistente vê e participa, assim, em todas as discussões e operações iniciais do caso. O assistente termina então a restauração. Se surgirem problemas, o dentista pode ser chamado de volta para consulta. As primeiras aplicações em grande escala do princípio do dever alargado foram feitas em Filadélfia. Chamavam-se "terapeutas técnicos[11]".

ODONTOLOGIA A QUATRO MÃOS:

Glene Robinson, 1968, resumiu o conceito de dentisteria a quatro mãos: a dentisteria a quatro mãos envolve o trabalho coordenado do dentista e do assistente, trabalhando como uma equipa para executar essas operações de uma forma que foi cuidadosa e deliberadamente planeada[4].

O termo "Medicina Dentária a quatro mãos" foi registado pela primeira vez nas actas de uma conferência sobre "formação de estudantes de medicina dentária para a utilização de assistentes de cadeira" em 1960. Desde então, este termo tem sido amplamente utilizado. Envolve a utilização de um assistente treinado e competente, do lado da cadeira, para trabalhar constantemente com o dentista na execução do procedimento técnico durante o decurso de qualquer procedimento dentário no consultório dentário.

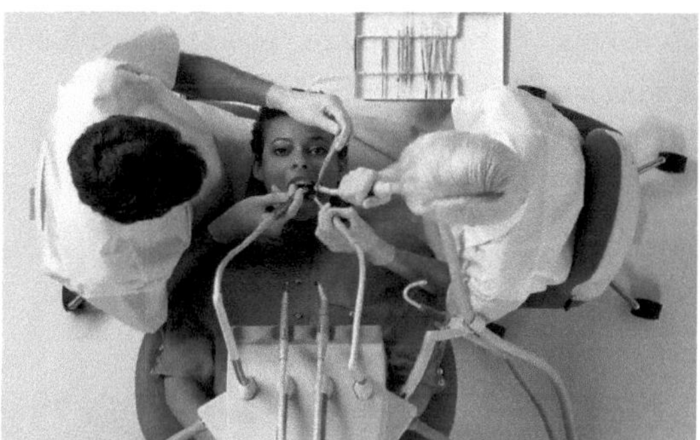

A figura acima mostra a dentisteria a quatro mãos num procedimento de tratamento

A medicina dentária a quatro mãos envolve um estudo vigilante de todos os passos da gestão do consultório para poupar tempo e minimizar o stress associado à prática de qualquer forma de medicina dentária convencional. Implica que o dentista cumpra as obrigações que só ele pode legalmente fazer e que atribua todas as outras tarefas a pessoal auxiliar. Implica o uso do equipamento dentário mais moderno que foi cuidadosamente selecionado e organizado para uma operação conveniente. O desempenho da dentisteria a quatro mãos requer certos elementos básicos para ser eficaz, tais como a seleção do equipamento. A seleção e o desenvolvimento de técnicas devem ser direccionados para a máxima eficiência operacional. O equipamento operatório que facilitará a dentisteria a quatro mãos deve ser selecionado com cuidado e organizado de modo a ser conveniente tanto para o assistente como para o operador. Independentemente da configuração selecionada, o resultado deve ser tal que tanto o operador como o assistente tenham acesso e visibilidade durante qualquer procedimento, mantendo o conforto durante todo o dia de trabalho[19].

Princípios da medicina dentária a quatro mãos:

A utilização de auxiliares dentários é atualmente considerada uma parte crucial da medicina dentária. Tornou-se cada vez mais evidente que um assistente dentário com formação adequada é tão importante como os instrumentos dentários num ambiente clínico. A utilização eficaz de um par de mãos extra fornecido pelo assistente formado numa situação de dentista sentado a quatro mãos é geralmente aceite como um método ideal de prestação de serviços dentários[29]. Este conceito de prestação de serviços dentários consiste em quatro princípios básicos:

1. Qualquer tipo de operação efectuada numa posição sentada.

2. Utilizar as competências se o assistente dentário for competente.
3. Organização de todas as componentes da prática.
4. Simplificar ao máximo todas as tarefas Zonas de atividade

Toda a atividade de tratamento gira geralmente em torno do doente. A equipa dentária deve estar ciente das relações espaciais em torno do doente no lado da cadeira. A área de trabalho à volta do doente está dividida em quatro "zonas de atividade". As zonas de atividade são identificadas utilizando o rosto do doente como o mostrador de um relógio. As zonas são representadas para um operador destro. As zonas são invertidas para o operador canhoto[19].

As quatro zonas são

a) Zona do operador,
b) Zona do assistente,
c) Zona de transferência,
d) Zona estática.

A zona do operador para um operador destro estende-se das 7 às 12 horas, a zona do assistente das 2 às 4 horas, a zona de transferência de instrumentos das 4 às 7 horas e a zona estática das 12 às 2 horas. O operador muda de posição consoante a arcada dentária e o dente que está a ser tratado. O assistente raramente se move muito na zona de atividade, mas pode achar necessário levantar o banco de operação quando trabalha na arcada mandibular para melhorar a linha de visão para a cavidade oral Estas zonas são auto-explicativas, exceto a zona estática, que é a zona de menor atividade. Os instrumentos que não são utilizados com frequência, como o aparelho de medição da tensão arterial, a luz de fotopolimerização portátil ou o armário móvel do assistente, quando não estão a ser utilizados, podem ser guardados nesta zona.

ELEMENTOS DA MEDICINA DENTÁRIA A QUATRO MÃOS

O desempenho da medicina dentária a quatro mãos requer certos elementos básicos para ser eficaz, elementos esses que são uma mistura de factores mecânicos e técnicos. E factores atitudinais que devem ser combinados para que o conceito seja bem sucedido e que são enumerados da seguinte forma[19,29]:

1. Atitude positiva de equipa
2. Ambiente de trabalho favorável
3. Posicionamento correto do doente e da equipa operadora
4. Instrumentação simplificada
5. Procedimentos operacionais normalizados
6. Entrega eficiente de instrumentos
7. Evacuação e desbridamento oral eficazes
8. Gestão correcta do tempo

1. ATITUDE POSITIVA DE EQUIPA

Tanto o dentista como o assistente dentário devem comprometer-se a trabalhar em equipa. Trabalhar numa configuração de equipa requer competências que devem ser adquiridas por ambos os membros da equipa. As competências de trabalho em equipa levam tempo a desenvolver. Cada membro da equipa deve estar disposto a comunicar abertamente entre si e a ajudar os outros membros diariamente. O pessoal dentário que não assume este compromisso encontra-se frequentemente em circunstâncias frustrantes que podem levar ao fracasso.

2. AMBIENTE DE TRABALHO FAVORÁVEL Várias configurações de equipamento e de salas de tratamento funcionam bem no conceito de medicina dentária a quatro mãos. Independentemente da configuração selecionada, o resultado deve ser que tanto o dentista como o assistente têm acesso e visibilidade durante qualquer procedimento, mantendo o conforto durante todo o dia de trabalho.

3. Posicionamento correto do doente e da equipa operadora Foram realizados estudos para identificar as posições mais favoráveis a utilizar durante o trabalho nos diferentes segmentos da cavidade oral.

4. INSTRUMENTAÇÃO SIMPLIFICADA Os dentistas desenvolvem os seus métodos para realizar uma determinada tarefa. Podem selecionar uma bateria de instrumentos que difere da de outros dentistas. Mas o resultado é o mesmo. Um objetivo é reduzir o número de instrumentos para apenas os necessários para o procedimento em questão. Utilizar os instrumentos e materiais ao máximo e utilizá-los para várias funções resulta normalmente na inclusão de menos instrumentos num tabuleiro pré-definido.

5. PROCEDIMENTOS OPERACIONAIS NORMALIZADOS

A maioria dos procedimentos efectuados em clínica geral são bastante simples e podem ser realizados com variações mínimas. Como mencionado anteriormente, os procedimentos comuns podem ser padronizados ao ponto de a equipa dentária os poder realizar de forma previsível e eficiente. É necessário um pouco de planeamento e organização. Mas o esforço vale certamente a pena, tanto para o dentista como para o assistente.

6. ENTREGA EFICIENTE DE INSTRUMENTOS

O transporte de instrumentos e outros itens de e para a cavidade oral do doente constitui uma grande quantidade de movimento para o dentista que trabalha sozinho. Uma das formas mais eficazes de reduzir a quantidade de movimentos do dentista durante um procedimento é desenvolver um método eficiente de transferência de instrumentos, no qual o assistente do lado da cadeira transporta os itens necessários para as mãos do dentista, perto da cavidade oral do doente.

7. EVACUAÇÃO E DESBRIDAMENTO ORAL EFICAZES

O controlo de fluidos e detritos durante um procedimento dentário é obrigatório para uma visibilidade favorável e para o conforto e segurança do doente.

8. GESTÃO CORRECTA DO TEMPO

O tempo é o bem mais valioso numa clínica dentária. Uma gestão correcta do tempo permite ao dentista prestar os melhores cuidados ao maior número de pessoas. Qualquer esforço para eliminar o desperdício do tempo do operador vale a pena. Áreas de tratamento desorganizadas, má marcação de consultas, falta de procedimentos padronizados e interrupções do dentista são exemplos comuns de má gestão do tempo que devem ser eliminados.

REQUISITOS PARA ASSISTENTES

O assistente deve arrumar todos os instrumentos num tabuleiro de instrumentos ou numa cassete, de acordo com a sequência de utilização, para facilitar a transferência rápida dos instrumentos durante o procedimento. O assistente deve estar atento a qualquer alteração no procedimento e reordenar os instrumentos de acordo com a mesma.

REQUISITOS DA EQUIPA

Por razões de segurança, é aconselhável que a equipa tenha cuidado com os movimentos do doente e também com os instrumentos cortantes e anestésicos para evitar qualquer tipo de acidente durante ou após a cirurgia. Tipos de transferência de instrumentos As três transferências de instrumentos mais comuns utilizadas atualmente em medicina dentária são as transferências com uma mão, com duas mãos e com seringa oculta[19].

Técnica de transferência com uma só mão (operador destro) É utilizada durante os procedimentos de tratamento mais comuns. O procedimento envolve a transferência dos instrumentos com a mão esquerda e a manutenção da ponta do evacuador oral e da seringa de ar/água com a mão direita. Quando se trabalha com um operador (canhoto), todas as posições são invertidas.

A transferência com uma só mão

Este tipo de transferência de instrumentos para operadores destros é ilustrado no seguinte esquema de procedimento.

- Reunir os instrumentos numa sequência de utilização
- Colocar o tabuleiro de instrumentos o mais próximo possível do doente
- Colocar o equipamento auxiliar, como a seringa de anestesia ou o dique de borracha, o mais longe possível do alcance do doente.

• No início, passar simultaneamente o espelho bucal com a mão direita e o explorador com a mão esquerda.

• Pegar no instrumento a transferir com a mão esquerda e posicioná-lo entre o primeiro dedo e o polegar no terço não funcional do instrumento.

• Apoiar o instrumento no dedo médio, certificando-se de que a extremidade de trabalho está posicionada para o arco correto, e posicioná-lo a uma distância de 10-12 polegadas da mão do operador, pronto a ser transferido quando necessário.

• O operador dá sinal para a troca movendo o instrumento que está a ser utilizado de 2010 até ficar acima da primeira articulação. Ter cuidado para não perfurar as luvas.

A transferência com duas mãos é utilizada para transferir instrumentos volumosos, como pinças cirúrgicas ou elevadores. O assistente pega no instrumento usado com uma mão e entrega o novo instrumento com a mão oposta. Requer mais movimento e limita o uso de sucção de alto volume.

Transferência a seis mãos O microscópio de alta potência utilizado em cirurgias endodônticas complexas requer o manuseamento pelo dentista e pelo assistente para uma maior e precisa visibilidade. Neste caso, um terceiro par de mãos torna-se essencial na retração e preparação dos materiais. Enquanto o primeiro assistente clínico permanece envolvido no tratamento no local da operação, o segundo assistente clínico antecipa as necessidades do operador e do assistente primário[20].

Vários estudos de vários tipos de literatura realizados sobre os efeitos dos assistentes de cadeira na produtividade da prática dentária de rotina revelaram resultados positivos. Foi demonstrado um aumento da produtividade, que varia entre 33% e 75%. Deve ser dada formação adequada, tanto prática como teórica, aos assistentes de cadeira para tornar a medicina dentária a quatro mãos mais eficaz[19].

NOVOS TIPOS AUXILIARES[4]

O Comité de peritos em pessoal auxiliar de medicina dentária da OMS sugeriu um novo tipo de auxiliar de medicina dentária:

1. A licenciatura em medicina dentária
2. O auxiliar de dentista

1. LICENCIATURA EM MEDICINA DENTÁRIA

• É um operador semi-independente, treinado durante 2 anos para atuar.
• Profilaxia dentária,
• Preparações de cavidades e obturações de dentes decíduos e permanentes.
• Extracções sob anestesia local
• Drenagem de abcessos dentários.

• Tratamento das doenças mais prevalentes dos tecidos de suporte dos dentes. Reconhecimento precoce de doenças dentárias mais graves. Nos países desenvolvidos, os dentistas permanecem nos centros urbanos e o número de áreas demasiado distantes dos consultórios dentários públicos ou privados para que os habitantes recebam cuidados dentários abrangentes regulares ou alívio da dor de emergência é muito grande. Os enfermeiros e os antigos assistentes dentários podem, nessas áreas, prestar um serviço valioso com um mínimo de formação. Pode ser efectuada uma profilaxia dentária simples, pode ser fornecida educação básica sobre saúde dentária, podem ser prestados primeiros socorros dentários em casos de dor e os pacientes podem ser encaminhados para o dentista mais próximo de forma mais inteligente do que seria possível por pessoas sem formação. Podem também organizar programas de lavagem com flúor e efetuar reparações simples de dentaduras. Em 1981, foi realizado um programa de formação de uma semana para auxiliares de fronteira nas comunidades do Alasca, a 40 ou mais quilómetros do dentista mais próximo. Dois anos mais tarde, os relatórios de casos das duas comunidades mostraram que uma grande variedade de problemas dentários simples tinha sido resolvida e que tinham sido feitas referências inteligentes a dentistas urbanos para trabalhos electivos. Estes são responsáveis perante o chefe do serviço de saúde regional ou local. O seu serviço será provavelmente prestado em zonas rurais ou fronteiriças, pelo que a supervisão e o controlo serão provavelmente remotos.

2. AUXILIAR DE DENTISTA:

Este tipo de pessoal auxiliar foi também sugerido pelo Comité de Peritos em Pessoal Auxiliar de Medicina Dentária da Organização Mundial de Saúde em 1959. Desempenham funções que incluem procedimentos elementares de primeiros socorros para o alívio da dor, incluindo a extração de dentes sob AL, o controlo de hemorragias e o reconhecimento de doenças dentárias suficientemente importantes para justificar o transporte do doente para um centro onde estejam disponíveis cuidados dentários adequados. Os dentistas só podem trabalhar numa organização de saúde assalariada e estar sob supervisão, quanto mais próxima melhor, especialmente no início[6]. A formação formal estende-se por um período de 4 a 6 meses, seguido de um período de formação no terreno sob supervisão direta e constante. O Comité de peritos em pessoal auxiliar de medicina dentária da OMS sugeriu dois novos tipos de auxiliares de medicina dentária: Estes novos auxiliares são particularmente úteis nalguns países, onde existe uma escassez aguda de dentistas, sem instalações para a formação de dentistas.

CONTROLO AUXILIAR

Os auxiliares de todos os tipos operam sob diferentes graus de supervisão por parte dos dentistas. Mesmo os auxiliares que parecem funcionar de forma mais ou menos independente, como os enfermeiros dentários escolares na Nova Zelândia[34]. A definição do grau de supervisão exigido para os vários tipos de auxiliares de medicina dentária permaneceu confusa até que a Associação Dentária Americana (ADA) definiu quatro graus de supervisão dos auxiliares em 1975, sendo os seus graus de supervisão definidos da seguinte forma

GRAUS DE CONTROLO DOS AUXILIARES:

1. SUPERVISÃO GERAL O dentista autorizou os procedimentos e estes estão a ser executados de acordo com o diagnóstico e o plano de tratamento elaborado pelo dentista.
2. SUPERVISÃO INDIRETA O médico dentista está no consultório dentário, autoriza os procedimentos e permanece no consultório dentário enquanto os procedimentos estão a ser realizados pelos Auxiliares.
3. SUPERVISÃO DIRECTA O dentista está no consultório dentário, diagnostica pessoalmente a doença a tratar, autoriza pessoalmente os procedimentos e, antes de dispensar o doente, avalia o desempenho dos auxiliares de ação dentária.
4. SUPERVISÃO PESSOAL O dentista está a operar pessoalmente um doente e autoriza os auxiliares a auxiliar o tratamento através da realização simultânea de procedimentos de apoio.

A JUSTIFICAÇÃO DA FORMAÇÃO E DA UTILIZAÇÃO DE AUXILIARES DE ACÇÃO DENTÁRIA

O processo de um programa de teambuilding pode ser descrito como estando enquadrado em pelo menos três categorias, de acordo com o estilo e o papel do formador.

1. A ABORDAGEM NÃO ESTRUTURADA

Com esta abordagem, os membros da equipa decidem a agenda da formação. O formador não assume um papel de liderança, mas serve de facilitador das interacções: actua como um espelho para que o grupo se veja e se analise a si próprio; pode dar palestras e ajudar uma equipa a passar por um processo, por exemplo, uma nova técnica de resolução de problemas; serve de modelo; aumenta o conflito para que este possa ser resolvido de forma adequada e construtiva.

2. A ABORDAGEM SEMI-ESTRUTURADA

Na abordagem semi-estruturada, o formador fornece mais estrutura para a equipa, determinando uma agenda para a formação e ajudando-os a trabalhar com essa agenda. Existe um formato em que o formador entrevista cada membro da equipa antes da formação. Ele fará perguntas como: Como são as reuniões? Como é que elas são conduzidas? Quem fala e quem não fala? Descreva o estilo do líder. Como é que cada um dos outros membros comunica consigo? Quando a formação começa, os dados destas entrevistas são listados de forma anónima. Estes dados constituem os pontos da ordem de trabalhos da formação.

3. A ABORDAGEM ALTAMENTE ESTRUTURADA

O formador recolhe dados sobre a equipa através de alguns meios, por exemplo, entrevistas, tal como descrito acima. Decide os problemas e/ou a ordem de trabalhos da formação. Em seguida, concebe vários exercícios estruturados que ajudarão o grupo a ver e a compreender os seus problemas. O estilo de formação a utilizar varia consoante as necessidades do grupo e as competências do formador[34]. Os autores viram equipas extremamente dependentes, com pouca ou nenhuma experiência de formação de equipas, debaterem-se durante dias em grupos não estruturados. Parece que estas equipas teriam sido mais bem adaptadas a uma formação semi-estruturada. Por outro lado, as equipas mais sofisticadas no domínio da dinâmica de grupo parecem prosperar em formações não estruturadas.

ORGANIZAÇÕES PROFISSIONAIS DE AUXILIARES

1. AMERICAN DENTAL ASSISTANT ASSOCIATION A American Dental Association (ADAA) é a organização que representa a profissão de assistente dentário (Declaração de Missão da ADAA). A ADAA foi formada como uma eficiente assistente dentária com o seu lugar na profissão de dentista[15]. A AADA é uma corporação nacional sem fins lucrativos com sede em Chicago. A filiação é tripartida, o que significa que, ao aderir à ADAA, torna-se membro de:-

1. A componente estatal
2. A componente local
3. A organização nacional Os assistentes dentários devem estar envolvidos na sua profissão. Através da ADAA, os assistentes dentários podem ser proactivos e assumir posições de liderança dentro da medicina dentária organizada e da profissão de cuidados de saúde.

PROGRAMA DE UTILIZAÇÃO DE AUXILIARES DE ACÇÃO DENTÁRIA

À medida que os auxiliares de medicina dentária são cada vez mais aceites pela profissão dentária, o seu número aumenta e os dentistas individuais têm de assumir uma maior responsabilidade por eles. Assim, nalguns países, percebeu-se que os estudantes de medicina dentária deviam ser formados para trabalhar com auxiliares e começar a aceitar a responsabilidade por eles numa fase inicial das suas carreiras de licenciatura. Com isto em mente, em 1961, o Serviço de Saúde Pública dos Estados Unidos estabeleceu o Programa de Utilização de Auxiliares de Medicina Dentária (DAU)[14]. Ao abrigo deste programa, o Congresso disponibilizou até há pouco tempo somas de dinheiro às escolas de medicina dentária americanas para iniciarem programas de formação de estudantes de medicina dentária em métodos modernos de trabalho com os auxiliares de medicina dentária, incluindo a prática da medicina dentária a quatro mãos. No entanto, os Serviços de Saúde Pública estimaram que, até 1975, cerca de 45% dos dentistas terão recebido experiências do programa de Utilização de Auxiliares de Medicina Dentária (DAU) como parte da sua formação e que os dentistas orientados para o programa de Utilização de Auxiliares de Medicina Dentária (DAU) terão o potencial de tratar mais 75% de pacientes do que os profissionais sem formação no programa de Utilização de Auxiliares de Medicina Dentária, sem prolongar o dia normal de trabalho.

AVALIAÇÃO DO DESEMPENHO DA EQUIPA DENTAL Existem quatro etapas básicas no processo de controlo[29]. Estas etapas são:

1. Estabelecer expectativas de desempenho sob a forma de normas e objectivos.
2. A medição efectiva do desempenho de cada auxiliar durante um determinado período.
3. A comparação do desempenho efetivo com o desempenho esperado.
4. Fornecer aos auxiliares feedback sobre o seu desempenho; e desenvolver um plano de objectivos e acções para o período de desempenho seguinte. A incorporação destes quatro passos no processo de controlo da avaliação do desempenho dos auxiliares ajudará a assegurar um nível de desempenho consistentemente elevado e ajudará na motivação, beneficiando assim o dentista, o assistente e a clínica.

CENÁRIO ACTUAL

Cenário atual da Índia

O rácio dentista/população da Índia é de 1:10.271, mais do que muitos países desenvolvidos e poucos países em desenvolvimento, e a Índia é o segundo maior produtor de licenciados em medicina dentária, com mais de 24.000 novos licenciados a juntarem-se ao número de dentistas existentes1. No entanto, muitos relatórios recentes descrevem o aumento do desemprego dos recém-licenciados em medicina dentária. Ainda não se sabe se esta situação atual irá criar uma oferta excessiva ou insuficiente nos próximos 10 anos. O cenário atual na Índia pode ser semelhante ao enfrentado pelo Reino Unido e por outros países europeus no final da década de 1970 e na década de 1980, quando muitas escolas de medicina dentária tomaram medidas para reduzir o número de novos estudantes e para encerrar algumas escolas de medicina dentária, a fim de contrariar um excesso de produção1

Modelos mais sofisticados e melhorados para a afetação de trabalhadores têm merecido atenção recentemente. Os modelos dinâmicos de sistemas e a abordagem sócio-dentária para identificar as necessidades de vários grupos demográficos são de particular relevância. A maioria dos investigadores no domínio dos recursos humanos no sector da saúde utiliza modelos múltiplos[29]. Deve ser criado um sistema nacional de planeamento de recursos humanos bem estruturado para garantir uma distribuição equitativa da mão de obra e fornecer aos decisores políticos orientações para o futuro. O planeamento deve ser um processo constante e não um processo intermitente que exige uma observação e uma avaliação contínuas[1,2].

CONCLUSÃO

A mão de obra indiana no sector dentário está a aumentar anualmente; assim, parece que esta tendência irá continuar, resultando talvez no desemprego de mais profissionais de medicina dentária[1]. Ao mesmo tempo, uma parte considerável da população rural continua a não ter acesso a cuidados dentários e a subutilizá-los. Para resolver todos estes problemas, serão necessárias políticas públicas baseadas nos dados científicos mais actualizados e num planeamento adequado da força de trabalho, bem como decisores políticos bem informados[1,2].

SUGESTÕES

1. A duração e as propinas do curso de medicina dentária são mais elevadas do que as dos cursos de auxiliar de ação dentária. Para combater esta situação, o ICD deve aumentar o número de lugares e os tipos de novos auxiliares, como educadores de saúde dentária, assistentes dentários de consultório, secretários dentários, assistentes de cirurgia dentária, enfermeiros dentários escolares, terapeutas dentários e auxiliares dentários de função alargada10,[16].

2. Os programas e políticas supramencionados devem ser incentivados pelos governos central e estatal, mediante a concessão de autorizações e sanções adequadas para os fundos necessários.

3. Os diferentes auxiliares dentários especializados devem ser observados por organizações governamentais e não governamentais com salários atractivos para que possam prestar bons serviços à comunidade.

4. O aumento das oportunidades de emprego nas zonas rurais pode ser um passo útil para equilibrar a concentração de dentistas nas zonas urbanas e rurais.

5. As faculdades de medicina dentária que não cumpram todos os requisitos do Dental Council of India devem ser encerradas.

6. O governo deve planear a criação de novos lugares para licenciados em medicina dentária nos hospitais públicos e nos centros de saúde primários1,[2,10].

7. O governo indiano precisa de criar um comité que envolva profissionais de medicina dentária para planear a redução do peso das doenças orais no país de uma forma mais abrangente e prática. Os programas de saúde pública devem ser planeados para proporcionar educação em saúde dentária a fim de aumentar a sensibilização para a saúde oral, especialmente entre a população [rural31].

8. Os sistemas de cuidados de saúde oral primários são concebidos para ajudar a aumentar o acesso às populações carenciadas e a diminuir os níveis da doença [9]

9. Integração dos serviços de saúde oral, tanto preventivos como restauradores, nos cuidados primários.

10. Incentivar a próxima geração de prestadores de cuidados de saúde oral a trabalhar nos cuidados primários10,[16].

11. Colmatar as lacunas profissionais e enfrentar as barreiras que atualmente impedem a integração dos cuidados. Por conseguinte, é necessário mudar as atitudes relativamente à força de trabalho em saúde oral e considerá-la como um investimento crucial, harmonizar a força de trabalho em diversos programas de saúde oral e garantir o apoio das políticas fiscais para a melhoria da força de trabalho31

REFERÊNCIAS

1. Sudhakar Vundavalli Dental manpower planning in India: current scenario and future projections for 2020; International Dental Journal 2014; 64: 62-67.
2. Ahuja NK, Parmar R. Demographics and current scenario with respect to dentists, dental institutions, and dental practices in India (Demografia e cenário atual relativamente a dentistas, instituições dentárias e consultórios dentários na Índia). Indian J Den Sci 2011 3: 8-1.
3. Ashish K. Jaiswal, Pachava Srinivas e Sanikommu Suresh Dental manpower in India: changing trends since 1920; International Dental Journal 2014; 64: 213-218.
4. Livro de texto de Soban Peter de Essentials of Public Health Dentistry 7ª edição, Arya Publishing House Pvt. ltd.
5. Formulation of Guidelines for Meaningful and Effective Utilization of Available Manpower at Dental Colleges for Primary Prevention of Oro-dental Problems in the Country" (A GOI- WHO Collaborative Programme).
6. SS.Hiremath, Textbook of Public Health Dentistry 3ª edição, publicações Elsevier.

7. Baltutis, L. e Morgan, M. (1998), The changing role of dental auxiliaries: A literature review. Australian Dental Journal, 43: 354-358.
8. Murray JJ. Better opportunities for women dentists: a review of the contribution of women dentists to the workforce. Br Dent J. 2002 Feb 23;192(4):191-6.
9. Skinner JC, Massey WL, Burton MA. Rural oral health workforce issues in NSW and the Charles Sturt University Dentistry Program. N S W Public Health Bull. 2009 Mar-Abr;20(3-4):56-8.
10. Silva M, Phung K, Huynh W, Wong H, Lu J, Aijaz A, Hopcraft M. Factors influencing recent dental graduates' location and sector of employment in Victoria. Aust Dent J. 2006 Mar;51(1):46-51.
11. Chapko MK, Milgrom P, Bergner M, Conrad D, Skalabrin N. Delegação de funções alargadas a assistentes dentários e higienistas. Am J Public Health. 1985 Jan;75(1):61-5.
12. Doughan B, Kassak K, Bourgeois D. Planning dental manpower in Lebanon: scenarios for the year 2015. East Mediterr Health J. 2005 Sep-Nov;11(5-6):943-51.
13. Gallagher JE, Kleinman ER, Harper PR. Modeling workforce skill-mix: how can dental professionals meet the needs and demands of older people in England? Br Dent J. 2010 Feb 13;208(3): E6; discussão 116-7.
14. Kracher C, Breen C, McMahon K, Gagliardi L, Miyasaki C, Landsberg K, Reed C. A evolução da profissão de assistente dentário. J Dent Educ. 2017 Sep;81(9):eS30-eS37.
15. Edelstein BL. Training new dental health providers in the United States (Formação de novos profissionais de saúde dentária nos Estados Unidos). J Public Health Dent. 2011 Spring;71 Suppl 2:S3-8.
16. Singh A, Purohit BM. Abordar as disparidades na saúde oral, a desigualdade no acesso e as questões da força de trabalho num país em desenvolvimento. Int Dent J. 2013 Oct;63(5):225-9.
17. Jaiswal AK, Srinivas P, Suresh S. Dental manpower in India: changing trends

since 1920. Int Dent J. 2014 Aug;64(4):213-8.
18. Wanyonyi KL, Radford DR, Gallagher JE. Dental skill mix: a cross-sectional analysis of delegation practices between dental and dental hygiene-therapy students involved in team training in the South of England. Hum Resour Health. 2014 Nov 18;12:65.
19. Bhaskar, D & Chandan, Agali & Bumb, Swapnil. (2014). Odontologia a quatro mãos: Uma Parte Indispensável para uma Prática Clínica Eficiente.
20. Halappa M, B H N, Kumar S, H S. SWOT Analysis of Dental Health Workforce in India (Análise SWOT da força de trabalho no sector da saúde dentária na Índia): Um alarme dentário. J Clin Diagn Res. 2014 Nov;8(11).
21. Sharma V, Gupta N, Rao NC. Perceção em relação ao atendimento à população rural entre estagiários de faculdades de odontologia de haryana. J Clin Diagn Res. 2014 Sep;8(9):ZC31-2.
22. Dagli N, Dagli R. Increasing Unemployment among Indian Dental Graduates - High Time to Control Dental Manpower (Aumento do desemprego entre os licenciados em medicina dentária na Índia - É altura de controlar a mão de obra no sector da medicina dentária). J Int Oral Health. 2015 Mar;7(3):i-ii.
23. Mathur MR, Singh A, Watt R. Addressing inequalities in oral health in India: need for skill mix in the dental workforce (Abordar as desigualdades em matéria de saúde oral na Índia: necessidade de uma combinação de competências na mão de obra dentária). J Family Med Prim Care. 2015 Apr- Jun;4(2):200-2.
24. Moffat SM, Foster Page LA, Thomson WM. New Zealand's School Dental Service over the Decades: Its Response to Social, Political, and Economic Influences, and the Effect on Oral Health Inequalities. Front Public Health. 2017 Jul 31;5:177.
25. Kracher C, Breen C, McMahon K, Gagliardi L, Miyasaki C, Landsberg K, Reed C. A evolução da profissão de assistente dentário. J Dent Educ. 2017 Sep;81(9).
26. Chandu, Viswa & Pachava, Srinivas & Viswanath, V. (2017). Strategies for Improving Accessibility to Oral Health Care Services in Rural India Estratégias para melhorar a acessibilidade aos serviços de cuidados de saúde oral na Índia rural: An Insight. 4. 44-46.
27. Lupi SM, Pascadopoli M, Maiorani C, Preda C, Trapani B, Chiesa A, Esposito F, Scribante A, Butera A. Prática de Higiene Oral em Pacientes Hospitalizados: An Assessment by Dental Hygiene Students. Healthcare (Basel). 2022 Jan 6;10(1):115.
28. Kasthuripriya, K., & Shrienitha, D. N. (2023). Dental Man Power and Its Current Trend. Jornal Internacional de Investigação sobre Medicamentos e Ciência Dentária, 5(2), 23-26.
29. Srivastava, Rangoli. (2023). Abordar os desafios e oportunidades dos auxiliares de ação dentária: A review. Revista Internacional de Investigação Dentária. 5. 17-19.
30. Yadav, Pramod (2014). Operating Auxiliaries: A Review. IOSR Journal of Dental and Medical Sciences (IOSR-JDMS).Volume 13, Edição 10 Ver. II (Out. 2014), PP 56-61.
31. Elsden J. A evolução da equipa de medicina dentária: influências na saúde oral. Enfermagem Dentária 2015; 11(4):224-227.
32. David F. Stiffler Textbook of Dentistry, Dental practice and the Community 3ª

edição, editora W B Saunders Co Ltd.
33. https://dciindia.gov.in.

34. Vidya Goswami, ipseeta Menon, Venkat Raman Singh, Dental manpower of: inside into Indian perspective; LAP Lampart academic publishing.

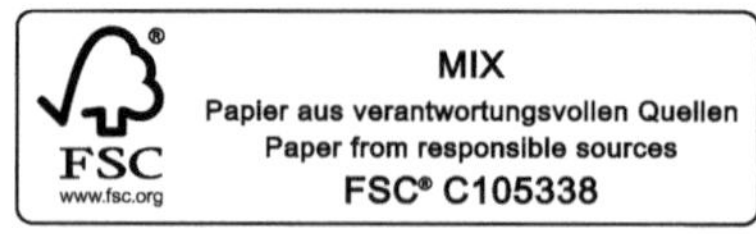

Printed by Books on Demand GmbH, Norderstedt / Germany